Ahmed Ibrahim Hammad
Fatma Kamel
Eman Kaddah

Iontoforese de dexametasona no tratamento da epicondilite

Ahmed Ibrahim Hammad
Fatma Kamel
Eman Kaddah

Iontoforese de dexametasona no tratamento da epicondilite

ScienciaScripts

Imprint

Any brand names and product names mentioned in this book are subject to trademark, brand or patent protection and are trademarks or registered trademarks of their respective holders. The use of brand names, product names, common names, trade names, product descriptions etc. even without a particular marking in this work is in no way to be construed to mean that such names may be regarded as unrestricted in respect of trademark and brand protection legislation and could thus be used by anyone.

Cover image: www.ingimage.com

This book is a translation from the original published under ISBN 978-3-659-85882-6.

Publisher:
Sciencia Scripts
is a trademark of
Dodo Books Indian Ocean Ltd. and OmniScriptum S.R.L publishing group

120 High Road, East Finchley, London, N2 9ED, United Kingdom
Str. Armeneasca 28/1, office 1, Chisinau MD-2012, Republic of Moldova, Europe
Printed at: see last page
ISBN: 978-620-2-01832-6

DEDICAÇÃO

Este mundo é dedicado ao meu falecido pai, à minha mãe, a rnyfaimty e a outros que não estão connosco agora.

<u>**Agradecimentos**</u>

Antes de mais, muitos agradecimentos nunca serão suficientes para exprimir a minha infinita gratidão a **ALLAH** por me ter dado a força e o apoio para realizar este trabalho.

Dr.ª Fatma Kamel Mohammed Abdelmotaal Professora do Departamento de Medicina Física, Reumatologia e Reabilitação, Faculdade de Medicina, Universidade Ain Shams, pelo seu encorajamento e supervisão especializada.

Os meus agradecimentos especiais vão para o Dr. Eman Abdelhamid Kaddah, professor assistente de Medicina Física, Departamento de Reumatologia e Reabilitação da Faculdade de Medicina da Universidade Ain Shams, que não só me incentivou, como também me prestou uma ajuda incansável e uma orientação contínua ao longo deste trabalho.

Estou profundamente grato ao Dr. Hossam Mousa Sakr, professor assistente do Departamento de Radiodiagnóstico da Faculdade de Medicina da Universidade de Ain Shams, pela sua ajuda excecional e valiosa cooperação na realização deste trabalho.

Os meus agradecimentos a todos os professores, funcionários e colegas do nosso departamento, que me ajudaram sempre que precisei durante esta investigação.

Dr. Atef Ibrahim El-Ghaweet, Professor do Departamento de Reumatologia e Reabilitação da Faculdade de Medicina da Universidade de Mansoura, e ao Prof. Dr. Eman Mahmoud Ghaniema, Professor do Departamento de Medicina Física, Reumatologia e Reabilitação da Universidade de Ain Shams, por me terem honrado com a discussão deste trabalho.

Conteúdo

Lista de abreviaturas

CEO............Common extensor origin

CFO........... Common flexor origin

cm............... centimeter

DC............... Direct Current

DXM .... Dexamethasone

DXM-P ...... Dexamethasone Sodium Phosphate

ECRB........Extensor carpi radialis brevis

ESR............. Erythrocyte Sedimentation Rate

ESWT .... Extracorporeal shock wave therapy

Grip S........Maximum grip strength of the sound site

LLLT.........Lower level laser therapy

mA............... milli Ampere

MCT..........Medial conjoint tendon

MGF..........Maximum grip force of the affected site

MHz........... Mega Hertz

ml .... milli litre

mm .... millimeter

MRI .... Magnetic Resonance Imaging

MWM........Mobilization with movement

NSAIDs...... Nonsteroidal Anti-inflammatory drugs

PGA...........Patient global assessment

PFGF.........Pain-free grip force of the affected site

PSI.............Pound per square feet

STIR.......... short tau inversion recovery sequence

UCL...........Ulnar collateral ligament

US............... Ultrasonography

VAS........... Visual Analogue Scale

CAPÍTULO 1

Introdução

A epicondilite medial ou lateral é a afeção mais comum do cotovelo nos adultos, com uma incidência de 4 a 7 por 1000 por ano observada em clínica geral, com um episódio médio estimado entre seis meses a dois anos. Ocorre mais nos homens do que nas mulheres e tende a afetar a mão dominante do indivíduo (Nirschel et al., 2003 e McRae, 2004).

Acredita-se que a epicondilite ocorre devido à tensão nos tendões dos músculos do antebraço nos pontos de ligação ao cotovelo, quer na origem do extensor comum na epicondilite lateral, quer na origem do flexor comum na epicondilite medial; levando à inflamação e, por fim, a alterações degenerativas como tendinose, micro-lacerações e cicatrização de tecido fibroso nestes pontos (Nirschel et al., 2003 e McRae 2004).

A epicondilite lateral é diagnosticada clinicamente pela sua apresentação caraterística: dor na face lateral do cotovelo que aumenta com o uso extenuante da mão e do antebraço. Ao exame, revela uma sensibilidade epicondilar lateral com dor à extensão resistida do punho (Harrington et al, 1998).

A epicondilite medial é semelhante, exceto que o local da dor e da sensibilidade é no epicôndilo medial e aumenta com a flexão resistida do pulso (McRae 2004).

São utilizados alguns testes especiais para confirmar clinicamente a epicondilite, tais como o teste resistivo do cotovelo de tenista (teste de Cozen), o teste passivo do cotovelo de tenista em casos de epicondilite lateral e o teste do cotovelo de golfista na epicondilite medial.

Embora o diagnóstico seja geralmente clínico e não exija imagiologia, nos casos refractários, o médico deve excluir outras causas de dor no cotovelo.

Assim, a imagiologia da epicondilite não só confirma a suspeita clínica, como também permite avaliar a gravidade e a localização da lesão (Plancher et al., 1996).

A ecografia é um exame relativamente barato, acessível e isento de radiação. Com sondas de alta frequência, a resolução permite a aplicação a tecidos moles extra-articulares, para os quais a ecografia é cada vez mais utilizada como alternativa à ressonância magnética (RM) (Conell et al., 2000 e Park et al., 2008).

A aparência ecográfica mais comum dos músculos afectados era uma área hipoecóica focal num fundo normal ou caracterizada por uma diminuição difusa da textura do eco com perda do padrão fibrilar normal.

Por vezes, observam-se focos anecóicos sem fibras intactas que se assemelham a lacerações parciais.

Além disso, a ecografia pode excluir outras doenças que constituem o diagnóstico diferencial da epicondilite, como o aprisionamento dos nervos interósseo posterior ou ulnar na epicondilite lateral ou medial, respetivamente, condromalácia ou osteocondrite dissecante da articulação radiocapitelar.

Têm sido utilizados vários métodos e estratégias no tratamento da epicondilite, que variam entre: Esperar para ver, dar informação e conselhos gerais, através de medicamentos que consistem principalmente em anti-inflamatórios não esteróides, a uma variedade de modalidades físicas, exercício ou a utilização de diferentes aparelhos ou ligaduras (Haahr e Andersen 2003).

A injeção local de corticosteróides é utilizada como um método rápido e potente para aliviar a dor, a principal queixa destes doentes, que limita em grande medida as suas actividades diárias. No entanto, têm sido registados frequentemente vários efeitos adversos, incluindo: rutura de tendões, lesão de nervos, destruição de articulações, infeção, atrofia da pele e pigmentação da pele (Nirschel et al., 2003).

Nos casos refractários, a artroscopia do cotovelo com tenotomia das fibras degeneradas ou calcificadas pode ser a última solução para a dor no cotovelo e a incapacidade refractária a outras modalidades de tratamento (Rosenberg e Liebenberg2007).

Não existem provas de melhorias a longo prazo, nem de uma superioridade definitiva de uma modalidade em relação às outras, quer a curto quer a longo prazo (Haahr e Andersen 2003).

Assim, a existência de um método não invasivo, que permitisse a transmissão potente do tratamento ao local afetado, de forma segura, era uma questão muito importante.

Aqui, a iontoforese - como um método relativamente antigo - apareceu como a resposta adequada para esta questão.

A iontoforese é um método de administração de medicamentos que utiliza uma pequena corrente eléctrica externa para conduzir medicamentos iónicos solúveis em água através da pele.

Medicamentos como os corticosteróides podem ser administrados localmente sem dor, risco de infeção ou quaisquer outros efeitos traumáticos da injeção (Brunker e Khan 2007).

A iontoforese de dexametasona é utilizada em medicina física e reabilitação, como uma modalidade de tratamento para muitos doentes com várias condições inflamatórias músculo-esqueléticas, após o que os investigadores relataram um aumento da amplitude de movimento, uma melhoria da função e uma diminuição da dor nesses doentes (Nirschel et al., 2003).

Objetivo do trabalho

Avaliação da eficácia da iontoforese de dexametasona no tratamento da epicondilite lateral e medial com base na ultrassonografia diagnóstica quantitativa de alta resolução.

CAPÍTULO 2

Revisão da literatura

A epicondilite é uma das doenças mais frequentes do braço. A epicondilite lateral é vulgarmente designada por cotovelo de tenista e a epicondilite medial é designada por cotovelo de golfista. A epicondilite é clinicamente definida por dor na região do epicôndilo, que é provocada pelo uso resistido dos músculos extensores ou flexores do pulso. **(Shiri et al., 2006)**

História natural da epicondilite

O "cotovelo de tenista" é uma designação incorrecta para uma doença que ocorre frequentemente no côndilo lateral do cotovelo. Existem muitas causas para esta condição e é geralmente aceite que o ténis é responsável por apenas 5% destes cotovelos dolorosos **(Flatt A E 2008)**.

Um médico alemão, F. Runga, descreveu a doença em 1873; no entanto, esta referência não está disponível. Em 1882, um cirurgião britânico, Henry Morris, publicou um artigo no Lancet descrevendo "o braço de ténis de relva", no qual o uso frequente do nado de costas leva a uma entorse do músculo "pronator radii teres". Morris afirma que os sintomas desaparecem rapidamente se os movimentos de pronação e supinação forem limitados durante algumas semanas e se o antebraço for envolvido numa ligadura elástica.

O termo "braço de ténis de relva" foi utilizado para descrever uma variedade de doenças que ocorrem no cotovelo e à volta dele (Nirschel 2000).

Embora o termo epicondilite implique a presença de inflamação, esta só está de facto presente nas fases muito iniciais da doença. Recentemente, os investigadores passaram a preferir o termo tendinose. **(Baker & Nirschl, 2001)**

Epidemiologia:

A incidência da epicondilite lateral na prática médica geral é de aproximadamente 4 a 7 casos por 1000 pacientes por ano, o que é o dobro da incidência do tipo medial 1-3 por 1000. **(Gabel e Morrey, 2001 e Struijs et al., 2003)**

1-Age:

A incidência atingiu o seu pico na quinta década, com a idade de 4554 anos. **(Shiri et al., 2006)**

2- *Género:*

A associação entre o género e a epicondilite é ainda controversa. Alguns estudos (**Viikari et al., 1991 e Ono et al., 1998**), mas não todos (**Leclerc et al., 2001, Descatha et al., 2003, e Walker-Bone et al., 2004**), registaram um risco mais elevado nas mulheres do que nos homens.

Um estudo mais recente concluiu que a epicondilite lateral definitiva e a epicondilite medial eram tão comuns nos homens como nas mulheres, mas que a epicondilite lateral e medial combinada, definitiva ou possível, afectava mais frequentemente as mulheres do que os homens. (**Shiri et al., 2006**)

3-Estilo de vida:

Werner et al, em **2005**, relataram uma associação entre a obesidade e a tendinite da extremidade superior, **Shiri et al**, em **2006**, concluíram que a obesidade está associada à epicondilite medial nas mulheres e que o tabagismo estava associado tanto à epicondilite lateral como à medial. Fumar pode interferir com a circulação nos tendões, o que não só coloca estes tecidos em risco de lesão, como também atrasa ou impede a sua cicatrização durante o período de recuperação. O facto de os ex-fumadores também apresentarem um risco mais elevado de epicondilite sugere que a exposição prévia ao tabaco pode ter efeitos persistentes no sistema vascular.

O aumento do risco de epicondilite entre os fumadores pode também dever-se a outros factores de estilo de vida associados ao tabagismo.

4-Factores mecânicos:

A epicondilite ocorre frequentemente em populações trabalhadoras (**Leclerc et al., 2001**). Há provas de uma associação da epicondilite com tarefas de trabalho forçadas, uma combinação de actividades forçadas e repetitivas da extremidade superior, e uma combinação de actividades forçadas ou repetitivas e posturas extremas não neutras das mãos e dos braços (**Ono et al., 1998 e Haahr et al., 2003**).

Foram registadas estimativas de risco que variam entre 1,2 e 10,3 vezes em muitos dos empregos que envolvem a exposição a combinações de força, repetição e/ou vibração. Atualmente, não é claro se a exposição a um destes factores isoladamente pode ser provocadora e também não é claro se os factores mecânicos iniciam a doença ou agravam uma tendência em pessoas predispostas. (**Piligian et al, 2000, Descatha et al, 2003 e Haahr et al, 2003**)

Shiri et al, 2006, no seu estudo, mostraram que a epicondilite lateral está fortemente associada a tarefas de trabalho que exigem uma combinação de actividades repetitivas e de força e a uma exposição mais longa a essas actividades. Descobriram que as tarefas de trabalho que exigem actividades vigorosas ou repetitivas por si só são factores de risco apenas para a epicondilite medial.

Anatomia do cotovelo

O cotovelo é uma articulação ginglymus ou dobradiça complexa que permite movimentos de flexão e extensão. As articulações rádio-ulnar proximal e distal permitem o movimento de pronação e supinação.

O úmero distal é constituído por dois côndilos que formam as superfícies articulares, nomeadamente a tróclea e o capitulum. Acima dos côndilos encontram-se os epicôndilos medial e lateral.

O epicôndilo medial serve de fixação do ligamento colateral ulnar e de origem do grupo de músculos flexores do antebraço.

O epicôndilo lateral, situado imediatamente acima do capitel, é a origem do grupo extensor-supinador. Esta zona lateral está envolvida no cotovelo de tenista.

Estruturas ósseas:

O epicôndilo lateral é menos proeminente do que o epicôndilo medial. A crista ou coluna supracondiliana situa-se imediatamente proximal ao epicôndilo lateral.

A crista é facilmente palpável e separa a cabeça lateral do tríceps, na superfície posterior do úmero, do braquiorradial, do extensor radial longo do carpo, anteriormente, e do extensor radial curto do carpo. A extremidade distal do úmero é achatada anteroposteriormente e é a parte mais larga do osso. Na junção da diáfise com a extremidade distal, o úmero sofre uma rotação anterior de 30-45".

A superfície articular do úmero é formada pela tróclea e pelo capitel.

A tróclea é uma superfície hiperboloide, semelhante a uma polia, que se articula com a incisura semilunar do cúbito. O capitel, por outro lado, tem uma forma quase esferoidal e articula-se com a cabeça do rádio.

O sulco trócleocapitelar separa o capitulo da tróclea, distinguindo a articulação com a cabeça do rádio.

A cartilagem hialina é geralmente mais espessa no capitulo do que na tróclea (2 mm em comparação com 1 mm).

A cartilagem hialina cobre a cabeça do rádio, bem como a circunferência externa que se articula com o cúbito. A porção ulnar da articulação umeroulnar é constituída pela incisura sigmoide. Ao contrário das outras superfícies articulares, o entalhe não tem uma superfície contínua de cartilagem hialina.

Estruturas capsuloligamentares:

A estabilidade da articulação do cotovelo é proporcionada pela anatomia óssea e pelos ligamentos, que são na realidade espessamentos especializados da cápsula articular.

A Cápsula:

O ligamento colateral radial (lateral) é normalmente descrito como tendo origem no epicôndilo lateral e terminando de forma difusa no ligamento anular.

McVayin1984 e **Wadsworth** em **1987** descreveram as estruturas ligamentares laterais como um único complexo. **Morrey, em 1985,** descreveu quatro ligamentos separados que constituem o complexo ligamentar lateral.

O ligamento colateral ulnar lateral surge posteriormente ao ligamento colateral radial e passa superficialmente ao ligamento anular para se fixar a um tubérculo ósseo discreto na ulna proximal. As fibras acessórias do ligamento colateral lateral estão intimamente associadas ao ligamento anular e funcionam para o aumentar durante o stress em varo do cotovelo.

Finalmente, o ligamento anular é uma estrutura robusta que se fixa na incisura sigmoide do cúbito, circunda a cabeça do rádio e volta a fixar-se na incisura sigmoide.

A cápsula articular anterior insere-se proximalmente acima das fossas coronoide e radial. Distalmente, a cápsula liga-se à margem anterior do coronoide (medialmente), bem como ao ligamento anular (lateralmente). A porção anterior é tensa em extensão e torna-se frouxa com a flexão. A porção posterior da cápsula está fixada proximalmente logo acima da fossa olecraniana e ao longo das margens medial e lateral da tróclea.

Distalmente, a fixação é feita ao longo da margem articular medial e lateral da incisura sigmoide, e lateralmente ao longo do aspeto lateral da incisura sigmoide para formar uma confluência com o ligamento anular. **(Morrey 1985)**

Uma membrana sinovial reveste a cápsula, mas está separada da cápsula por almofadas de gordura opostas às fossas olecraniana, coronoide e radial.

Foi descrita uma prega de tecido sinovial que se projecta entre o capitel e a cabeça do rádio, formando o "menisco" da articulação rádio-umeral.

Uma sinovite da prega foi sugerida como uma possível causa de dor epicondilar lateral. **(Morrey1985).**

A literatura varia muito quanto ao número e à importância das bursas localizadas ao redor do cotovelo. **Lanz e Wachsmuth** em **1959** descreveram sete bursas, incluindo três associadas ao tríceps.

A mais conhecida e consistente é a bursa superficial do olécrano, localizada entre o processo do olécrano e o tecido subcutâneo.

A bursa radio-umeral ou subextensor radial curto do carpo situa-se profundamente ao tendão extensor comum, abaixo do músculo curto e superficialmente à cápsula articular radio-umeral. Esta bursa foi reconhecida e implicada por vários autores na etiologia da epicondilite lateral. Uma terceira bursa entre o rádio e o cúbito é conhecida como bursa radioulnar. **McVay, em 1984,** indicou que a bursite radioulnar pode ocorrer devido à irritação da extensão repetida ou violenta do pulso com o antebraço pronado.

Goldie em **1964,** no entanto, não encontrou envolvimento das bursas em 176 cotovelos examinados. Em vez disso, a sua investigação identificou a presença de um espaço subtendinoso perto da ligação do extensor radial curto do carpo ao epicôndilo lateral que estava preenchido com tecido de granulação hipervascularizado e edematoso em doentes com cotovelo de tenista. Concluiu que isto constituía a patogénese da epicondilite lateral e a sua conclusão foi reforçada pela observação de que a excisão do tecido de granulação resultava na recuperação completa dos sintomas da doença na grande maioria dos doentes.

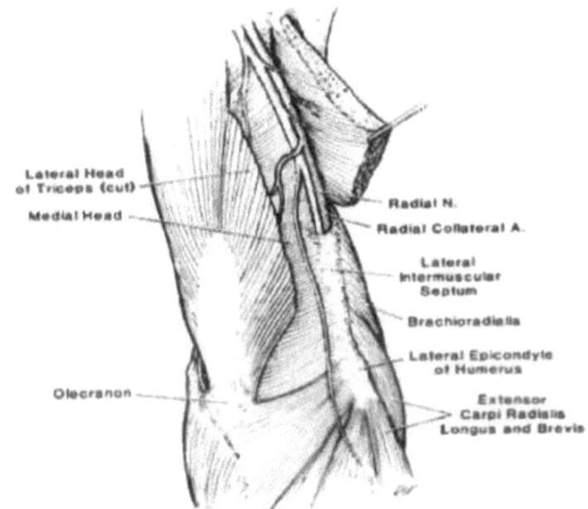

FIGURE 1. *Posterolateral view of the right elbow*

Fig (1): Vista póstero-lateral do cotovelo (Noteboom et al., 1994)

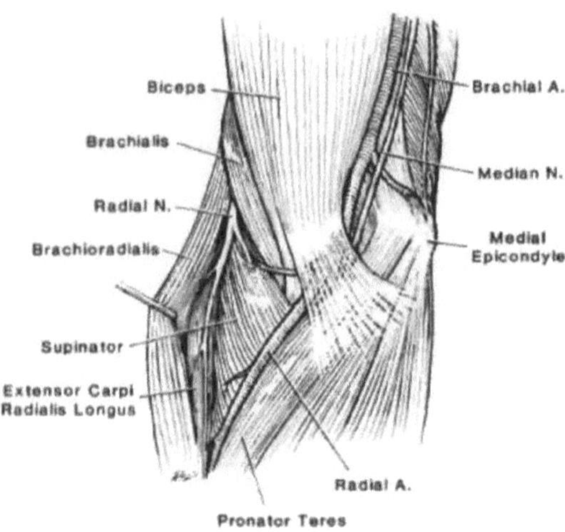

FIGURE 2. *Anterior view of the right elbow.*

Fig (2): Vista anterior do cotovelo (Noteboom et al., 1994)

Estruturas neurovasculares:

A principal estrutura neurológica encontrada na face lateral do cotovelo é o nervo radial. Como uma continuação do cordão posterior, o nervo origina-se de ramos das raízes nervosas de C6, C7 e C8.

Depois de contornar a superfície posterior da haste do úmero de medial para lateral, o nervo atravessa o septo intermuscular lateral para entrar no compartimento anterior do braço.

Quando o nervo atinge o compartimento anterior do braço, encontra-se profundamente num sulco delimitado, no lado medial, pelo músculo braquial, com o músculo extensor radial longo do carpo a sobrepô-lo anterolateralmente e o capitel posteriormente. Esta zona é designada por túnel radial, onde são enviados ramos nervosos para os músculos braquial, braquiorradial e extensor radial longo do carpo, para o periósteo do epicôndilo lateral e para as estruturas anteriores da articulação rádio-umeral e do ligamento anular. No espaço antecubital, o nervo divide-se perto da arcada de Frohse nos ramos superficial e profundo. Aproximadamente ao nível da cabeça do rádio, o músculo extensor radial curto recebe a sua inervação do nervo radial superficial. O ramo profundo passa através da arcada de Frohse entre as duas cabeças do músculo supinador que inerva. Sai do músculo como nervo interósseo posterior, inervando o extensor comum dos dedos, o extensor ulnar do carpo e o extensor quíntuplo dos dedos. **(Noteboom et al., 1994)**

A artéria interóssea posterior acompanha o nervo, que envia ramos motores distalmente para suprir o abdutor longo do polegar, o extensor longo do polegar, o extensor curto do polegar e o extensor curto do indicador no dorso do antebraço.

Estruturas musculotendinosas:

O extensor radial longo do carpo origina-se da crista supracondiliana abaixo da origem do braquiorradial. Esta fixação situa-se entre o braquial medialmente e o extensor radial curto do carpo inferolateralmente.

O extensor radial longo do carpo atravessa as articulações do cotovelo e do carpo para se inserir na base dorsal do segundo metacarpo e é coberto pelo braquiorradial na maior parte do antebraço. A sua função é a extensão do pulso, o desvio radial e pode ajudar na flexão do cotovelo. **(Noteboom et al., 1994)**

Com origem na face lateral inferior do epicôndilo lateral, a origem do extensor radial curto do carpo é a mais lateral do grupo dos extensores. O extensor radial curto do carpo é coberto pelo extensor radial longo do carpo e as suas fibras são quase indistinguíveis das do extensor radial longo do carpo e do extensor comum dos dedos na maioria dos casos. O músculo extensor radial curto do carpo também tem ligações adicionais ao ligamento colateral radial e aos septos intermusculares entre ele e os músculos extensores comuns. O tendão do extensor radial curto do carpo insere-se na superfície dorsal da base do terceiro metacarpo. As principais funções deste músculo são a extensão pura do punho com alguma ajuda no desvio radial. Estudos electromiográficos realizados por **Kashiwagi em 1985** mostraram que o extensor radial curto do carpo se contrai vigorosamente em todos os momentos das actividades funcionais diárias. Durante o movimento de costas no ténis, este músculo contrai-se com mais força do que qualquer outro músculo do antebraço. **(Noteboom et al., 1994)**

O extensor comum dos dedos tem origem na parte distal anterior do epicôndilo lateral e é responsável pela maior parte do contorno da superfície extensora. Partes do extensor comum dos dedos estão também ligadas ao septo e ao tendão a partir do qual surge o extensor radial curto do carpo. A inserção do extensor digitorum communis contribui para o mecanismo extensor dos dedos indicador, médio, anelar e mínimo. Para além da extensão do punho e dos dedos, **Wright**, em **1962**, sugeriu que o extensor comum dos dedos pode ajudar na flexão do cotovelo quando o braço está pronado.

O músculo extensor ulnar do carpo tem duas cabeças de origem. A origem umeral é a mais medial do grupo extensor comum, enquanto a fixação ulnar está ao longo da borda superior e da aponeurose do músculo anconeus. Ao inserir-se na base dorsal do quinto metacarpo, o extensor ulnar do carpo actua como um extensor do punho e um desviador ulnar. **(Noteboom et al., 1994)**

O supinador é um músculo plano que tem a sua origem no aspeto anteriolateral do epicôndilo lateral, no ligamento colateral lateral e na crista anterior proximal do cúbito.

O supinador corre distal e radialmente para se inserir amplamente no rádio proximal. O músculo é um supinador do antebraço cuja eficácia não é alterada pelo grau de flexão do cotovelo.

Uma caraterística importante do supinador é o facto de um ramo do nervo radial atravessar o músculo para obter acesso à superfície extensora do antebraço. Por conseguinte, o músculo supinador pode ser um local de compressão do nervo. **(Noteboom et al., 1994)**

Goldie, em **1964,** descreveu o desenvolvimento de um espaço distal ao epicôndilo lateral profundo à aponeurose, à medida que o osso atinge a forma adulta. Chamou a este espaço o espaço subsubtendinoso. O espaço contém tecido areolar fino, bem como tecido adiposo que actua como almofada de absorção de choque quando os músculos extensores se contraem.

Documentou que, em doentes que sofrem de cotovelo de tenista, este tecido areolar e adiposo no espaço subtendinoso é substituído por tecido fibrótico de tipo granular. **(Noteboom et al., 1994)**

No lado medial do cotovelo, existem estruturas importantes envolvidas na ocorrência do cotovelo do golfista. A origem do flexor pronador no epicôndilo medial é o foco central da epicondilite medial. O pronador redondo origina-se em parte do epicôndilo medial supero-anterior, mas a sua origem primária é de um tendão intramuscular (o tendão conjunto medial [MCT]) que foi previamente descrito como o

ligamento oblíquo acessório ou ligamento oblíquo anterior anisometrópico.

A origem do pronador redondo no MCT ocupa o lado proximoradial deste septo orientado verticalmente. O flexor radial do carpo, que também tem uma origem epicondilar muscular direta muito pequena, encontra a sua origem primária no aspeto distoulnar do MCT. Embora sejam observadas origens musculares ou tendinosas adicionais no epicôndilo, a lesão crítica da epicondilite medial consiste neste tendão conjunto medial e nas suas origens associadas do pronador redondo e do flexor radial do carpo. **(Gabel e Morrey 2001)**

Histopatologia da tendinose do cotovelo:

Patologia macroscópica:

Antes de 1960, existia alguma confusão quanto à anatomia patológica exacta desta doença. Em 1922, Osgood e Carp, em 1932, relacionaram a doença com a bursite radio-humeral.

Goldie, no seu relatório clássico de 1964, foi o primeiro a descrever a patologia adjacente ao cotovelo lateral (o termo utilizado na altura).

Uma inspeção cirúrgica cuidadosa da amostra anormal revela uma cor acinzentada caraterística e tecidos geralmente edematosos. Este aspeto patológico típico está presente tanto na tendinose lateral como na medial. **(Nirshel2000)**

<u>Patologia microscópica:</u>

Na tendinose, o tecido anormal pode normalmente ser identificado facilmente pelo seu aspeto e é distinto do tendão normal. O exame visual revela normalmente um tecido cinzento, baço, por vezes edematoso e friável, de aspeto imaturo, que se assemelha grosseiramente a um tecido de granulação firme. Microscopicamente, as fibras normais e ordenadas do tendão são rompidas por uma invasão caraterística de fibroblastos e tecido vascular semelhante a granulação, que pode ser descrito como uma hiperplasia-tendinose angiofibroblástica. Adjacente a este tecido reparador vascular de proliferação precoce, o tendão apresenta-se hipercelular, degenerativo e microfragmentado.

O grau de infiltração angiofibroblástica parece estar geralmente correlacionado com a duração dos sintomas. É raro detetar células inflamatórias no próprio tecido tendinoso, mesmo em casos de longa duração. A evidência de inflamação aguda está praticamente ausente em todos os casos. **(Kraushaar & Nirschl 1999)**

Fig (3): A Fotomicrografia de uma amostra de tendão normal, mostrando feixes paralelos de colagénio de aspeto uniforme orientados ao longo do eixo longo do tendão. A matriz, que é composta principalmente por proteoglicanos, glicosaminoglicanos e água, está uniformemente corada. Não são visíveis estruturas vasculares no tendão (hematoxilina e eosina, x 100). (Kraushaar & Nirschl 1999).

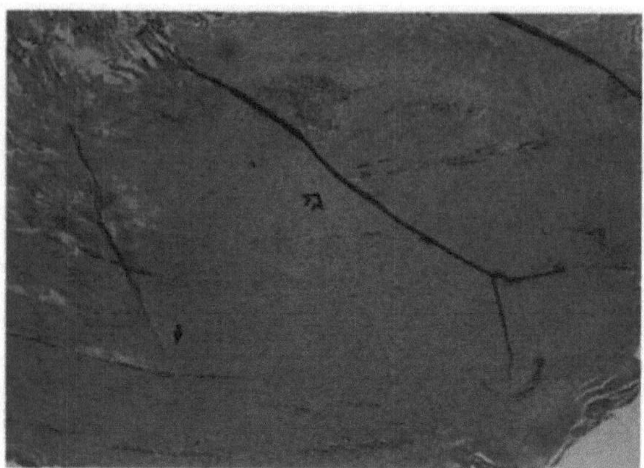

Fig (4): Fotomicrografia demonstrando tendinose do
tendão extensor
radial curto do carpo

.
Toda a amostra parece ser hipercelular, com
áreas focais que são densamente celulares. Algumas das regiões hipercelulares são
paralelas às fibras do tendão (seta sólida), enquanto outras não o são (seta aberta).
Não há evidência de uma resposta inflamatória, como indicado pela ausência de
leucócitos polimorfonucleares, linfócitos e macrófagos (hematoxilina e
eosina, x 20) (Kraushaar & Nirschl 1999).

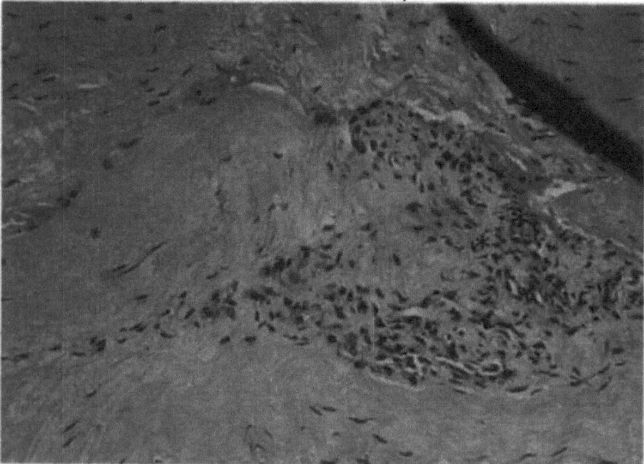

Fig (5): Uma fotomicrografia que mostra uma vista ampliada da área à volta da
seta aberta na Fig. 4. A área em que a hiperplasia angiofibroblástica (
asterisco direito
) se encontra com o tendão normal (asterisco esquerdo) contém fibroblastos activos que estão
orientados aleatoriamente e parecem estar a infiltrar-se no tecido
circundante. A matriz dentro das áreas patológicas é solta e de aspeto pálido (hematoxilina e
eosina, x 100) (Kraushaar & Nirschl 1999).

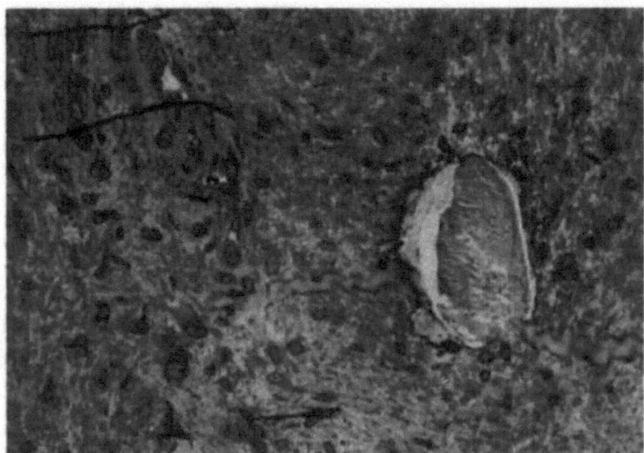

Fig (6): Fotomicrografia demonstrando um cristal que foi encontrado na
região da tendinose num doente que tinha recebido doze injecções de cortisona para o
tratamento do cotovelo de tenista. A celularidade é gorda e pálida, com
citoplasma
aumentado
; assim, o aspeto é mesenquimal, com
fibroblastos desdiferenciados
orientados aleatoriamente
.
Foi sugerido que, no tendão danificado,
o tenócito se desdiferencia numa célula mesenquimal, que é capaz de
se transformar em células dos tipos vascular, adiposo, condroide, ósseo ou fibroblástico. A
matriz carece de qualquer organização estrutural (azul de toluidina, x 300) *(Kraushaar &
Nirschl 1999).*

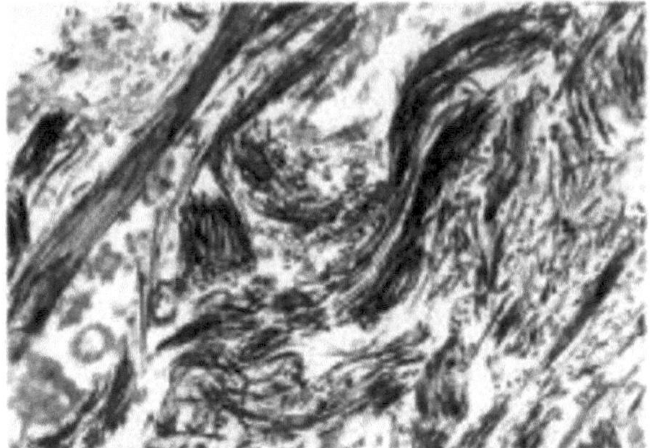

Fig (7): Uma imagem de microscopia eletrónica demonstrando fragmentos curtos de colagénio que
carecem completamente de organização estrutural (x 13.690) (Kraushaar & Nirschl 1999).

BIOMECÂNICA:

Na articulação normal do cotovelo, a estabilidade é mantida pela combinação de congruência
articular, integridade capsuloligamentar e músculos intactos bem equilibrados. O olécrano e a

articulação da fossa do olécrano proporcionam estabilidade primária a menos de 20° ou mais de 120° de flexão do cotovelo. A estabilidade intermédia é proporcionada por restrições dos tecidos moles, principalmente o LCA (ligamento colateral ulnar). **(Eygendaal et al, 2007)**

Mecanismos fisiopatológicos:

Os investigadores têm especulado sobre a causa da epicondilite; no entanto, a causa é geralmente considerada o resultado de microtraumas repetitivos durante a supinação sustentada do antebraço e a dorsiflexão do punho no tipo lateral ou a pronação do antebraço e a flexão palmar do punho no tipo medial. O microtrauma repetitivo resulta na degeneração do tendão com rutura de fibras de colagénio individuais que estimulam uma resposta reparadora. Segue-se um ciclo crónico de degeneração e reparação do tendão com enfraquecimento da origem extensora comum ou da origem flexora comum e com potencial para rutura.

História e exame físico:

-História:

O cotovelo de tenista apresenta-se normalmente como uma pequena área de dor crónica no aspeto lateral do cotovelo. Outros sintomas caraterísticos são a dor ao estender o pulso, a dor ao apertar as mãos e, frequentemente, um aperto de mão enfraquecido. Até mesmo levantar uma chávena de café pode precipitar a dor. A utilização repetida da mão mantém e muitas vezes aumenta o desconforto. O início abrupto dos sintomas é pouco frequente. Numa primeira ocorrência, a dor geralmente agrava-se durante várias semanas e mesmo meses; pode mesmo irradiar para o antebraço.

Devem ser excluídas outras causas de dor no cotovelo, como bursite, infecções, osteoartrite ou gota e radiculopatia cervical. A síndrome do túnel radial pode por vezes ser difícil de diferenciar, uma vez que é causada pela compressão do nervo interósseo posterior que passa entre as partes superficial e profunda do músculo supinador (a arcada de Frohse). Quando isso acontece, não há perda motora nem comprometimento sensorial.

Uma vez que o nervo se enrola à volta do colo do rádio, a pressão neste ponto deve aumentar os sintomas. O teste do dedo médio também é útil. Com o cotovelo em extensão total, a pressão sobre os dedos totalmente estendidos deve produzir dor no túnel radial; em casos positivos, a dor deve ser pior com a pressão sobre o dedo mais comprido. (Flatt A E 2008)

O cotovelo do golfista apresenta dor no cotovelo medial relacionada com a atividade, especialmente a pronação repetitiva ou forçada. A epicondilite medial é classificada de acordo com a presença e a gravidade da neuropatia ulnar concomitante no cotovelo.

O tipo I inclui os doentes sem sintomas associados ao nervo ulnar (tipo I A) ou com sinais ou sintomas ligeiros do nervo ulnar (tipo I B). A epicondilite medial de tipo II apresenta uma neuropatia ulnar moderada ou grave com défices objectivos no exame físico ou desnervação na eletromiografia. (Gabel e Morrey 2001)

Além disso, as anomalias associadas podem estar presentes de forma independente ou com tendinose do cotovelo, o que leva a confusão.

Os exemplos mais comuns são os seguintes:

1- Neurapraxia do nervo ulnar: como discutido anteriormente na epicondilite medial.

2- Síndrome do túnel cárpico: cerca de 10% dos doentes cirúrgicos apresentam sintomas e sinais de síndrome do túnel cárpico.

3- Aprisionamento do nervo radial: o aprisionamento do ramo motor do nervo radial no túnel radial pode causar sintomas semelhantes aos observados no cotovelo de tenista.

4- Tendinose da coifa dos rotadores.

5- Osteoartrite cervical e compressão de raízes nervosas.

6- Anomalias intra-articulares e laxidez articular.

-Exame:

Ao exame físico, os sinais de epicondilite lateral incluem dor à palpação sobre a origem do tendão extensor comum e redução da força com preensão, supinação e extensão do pulso. Estas manobras de provocação, juntamente com testes como o teste da cadeira e a extensão resistida do dedo médio, ajudam a apoiar o diagnóstico. (Levin et al, 2005)

O exame físico da epicondilite medial demonstra uma sensibilidade direta sobre o aspeto anterior do epicôndilo medial em praticamente todos os casos. Alguns doentes podem ter uma sensibilidade máxima imediatamente distal ao epicôndilo na massa proximal do flexor pronador. A amplitude de movimento é tipicamente normal. O nervo ulnar deve ser avaliado, incluindo o sinal de Tinel, o teste de flexão do cotovelo, o teste de compressão do nervo e o teste de sublaxação do nervo ulnar. (Gabel e Morrey, 2001)

Por isso, é muito importante efetuar testes clínicos para confirmar o diagnóstico clínico de ambos os tipos de epicondilite e excluir outras causas.

Análise radiológica:

1-Raio-X simples:

O papel das radiografias no diagnóstico e no tratamento não é claro. As radiografias de rotina mostram ocasionalmente calcificação na região do epicôndilo lateral em até 7% dos casos, mas este achado não altera o tratamento. *(Pomerance, 2002)*

2-Ultrassonografia de diagnóstico:

A ultrassonografia diagnóstica tem sido utilizada recentemente para diagnosticar a epicondilite, principalmente em casos refractários **(Connell et al, 2001).**

Na ultrassonografia, o tendão extensor comum origina-se da superfície anterolateral do epicôndilo umeral lateral e tem a forma de um bico. Os componentes individuais não podem ser identificados, mas o extensor radial curto do carpo compreende a maior parte das fibras profundas, o extensor mínimo dos dedos e o ulnar do carpo contribuem apenas com pequenas quantidades para o tendão comum.

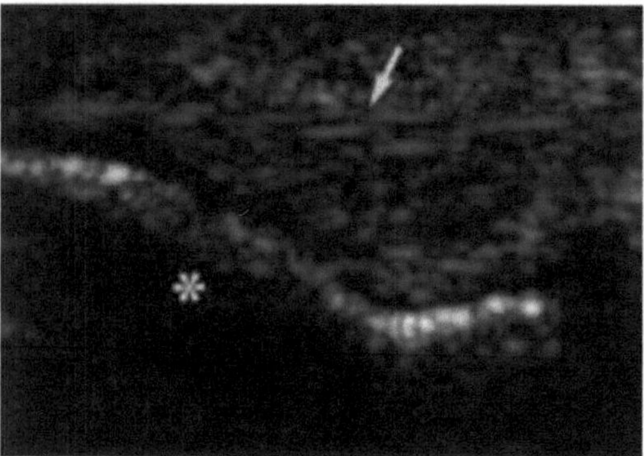

Fig (8): A ecografia longitudinal mostra uma origem extensora comum normal (seta), caracterizada por uma banda uniforme de fibrilhas tendinosas que correm paralelamente em direção ao epicôndilo lateral (asterisco) (Connell et al, 2001).

A ultrassonografia demonstrou que as fibras profundas estão predominantemente envolvidas e que poucos casos envolvem as fibras superficiais ou posteriores. As áreas hipoecogénicas focais sobrepostas a tendões normais podem representar áreas de degeneração focal. A redução difusa da ecogenicidade com perda da arquitetura fibrilar normal representa provavelmente uma tendinopatia difusa. (Connell et al, 2001) .

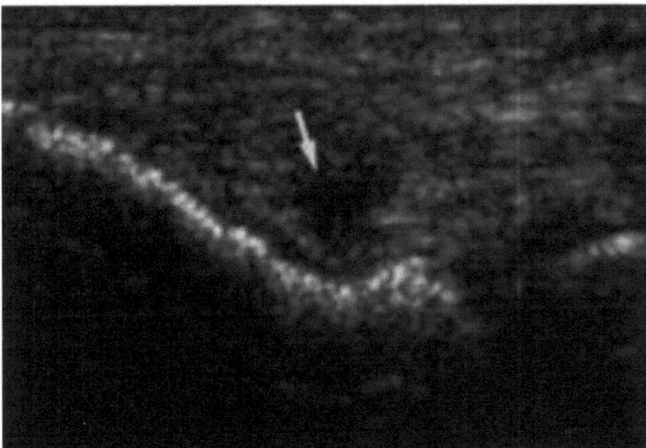

Fig (9): O ultrassom longitudinal mostra um pequeno foco hipoecóico (seta) nas fibras profundas de um tendão de aparência normal. As fibras profundas são predominantemente compostas pelo extensor radial curto do carpo que pode ser seguido a partir do antebraço (Connell et al, 2001).

As fendas anecóicas representam lacerações parciais ou completas (Connell et al, 2001).

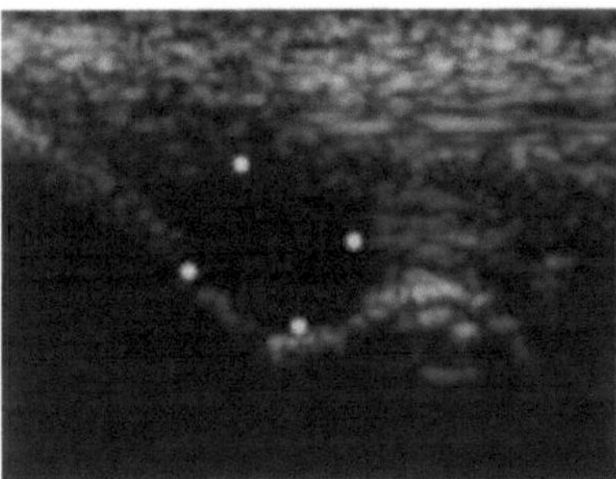

Fig (10): O ultrassom longitudinal revela um grande foco anecoico (entre asteriscos) sem fibras normais intactas nas fibras médias e profundas da origem extensora comum, onde as fibras surgem do osso. O foco ocupava mais de 70% da profundidade do tendão e pensou-se que representava uma rotura parcial. (Connell et al, 2001).

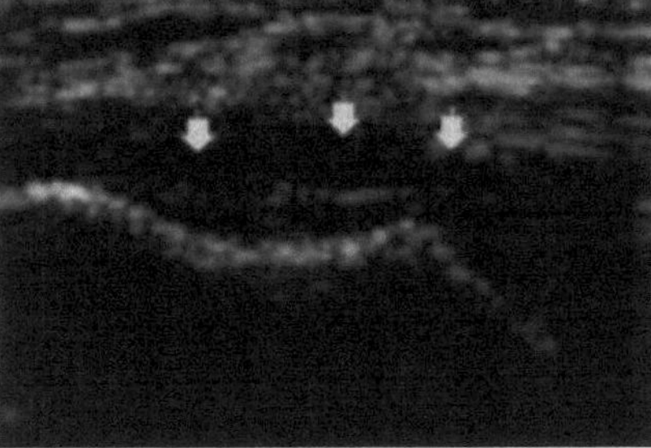

Fig (11): A ecografia longitudinal mostra uma fratura linear (setas) na substância da origem do extensor comum, compatível com uma laceração parcial de alto grau. (Connell et al, 2001).

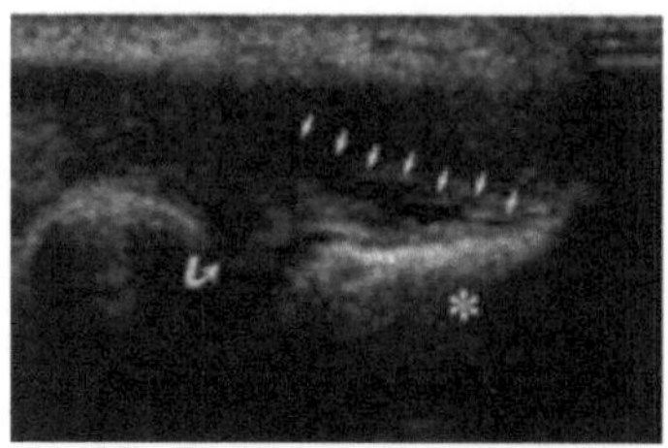

Fig (12): O ultrassom longitudinal mostra uma grande fenda hipoecóica linear (setas rectas) que se estende da superfície profunda através da origem extensora comum atenuada e rasgada, indicando uma rutura completa. Note-se a rotura do ligamento colateral lateral (seta curva) e do úmero (asterisco).

O inchaço do tendão, o espessamento dos tecidos peritendinosos, os focos de calcificação no tendão e a hiperostose no epicôndilo também podem estar presentes (Maffulli et al 1990 & Connell et al, 2001).

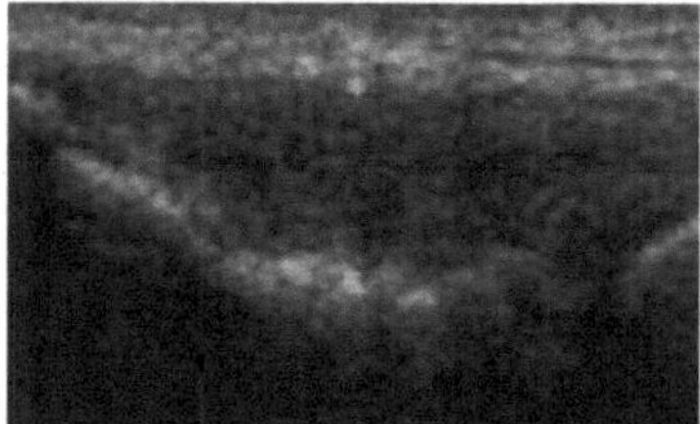

Fig (13): O ultrassom longitudinal mostra um tendão hipoecóico espessado difuso (entre asteriscos) com perda do padrão fibrilar normal compatível com tendinopatia difusa (Connell et al, 2001).

O ligamento colateral radial situa-se imediatamente a jusante do tendão extensor comum e apresenta-se como uma banda fina e ecogénica. É comummente espessado ou parcial ou completamente rompido em casos graves de epicondilite lateral. **(Berdella et al, 1999 & Connell et al, 2001)**

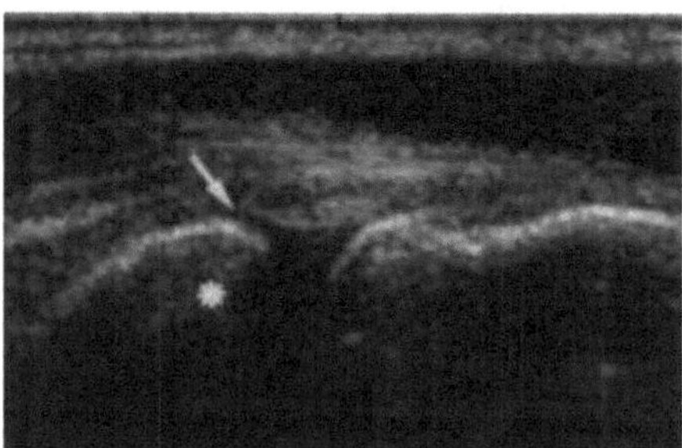

Fig (14): A ecografia longitudinal do ligamento colateral lateral mostra uma rutura completa (seta) da ligação radial (Connell et al, 2001).

O tendão flexor comum situa-se no aspeto medial da articulação do cotovelo e nasce no epicôndilo medial. É mais curto e mais espesso do que o tendão extensor comum. Os achados ecográficos da epicondilite medial são virtualmente idênticos aos da epicondilite lateral. **(Park et al., 2008)**

O ligamento colateral ulnar é mais forte do que o ligamento colateral radial e, tal como este, apresenta-se como uma fina banda ecogénica. Pode ser lesionado por stress repetido em valgo ou luxação. A degeneração ou rotura do ligamento colateral ulnar pode ocorrer sem lesão do tendão flexor comum sobrejacente. **(Martinoli et al, 2001).**

A ultrassonografia pode demonstrar espessamento e calcificação no ligamento lesionado. **(Connell et al, 2001)**

Embora a ultrassonografia com Doppler colorido e de potência não mostre nenhuma anormalidade, pode haver neovascularização. **(Connell et al, 2001)**

A ecografia é tão específica mas não tão sensível como a RM para avaliar a epicondilite. Utilizada como uma ferramenta de imagiologia inicial, a ecografia pode ser adequada para diagnosticar esta doença em muitos doentes, permitindo assim que a RM seja reservada para doentes com sintomas cujos achados ecográficos sejam normais. **(Miller et al, 2002)**

3-Ressonância magnética (MRI):

Nas rupturas completas dos ligamentos colaterais, é visível uma dissociação entre o tendão e o osso adjacente, com acumulação de líquido e alterações de elevado sinal nas imagens T2-W. As rupturas parciais caracterizam-se por um adelgaçamento do ligamento com irregularidade ou descontinuidade de fibras individuais As tendinoses e as alterações degenerativas têm um sinal intermédio nas sequências T1-W, sem um aumento significativo da intensidade de sinal nas imagens T2-W. As imagens STIR aumentam a alteração de sinal nas rupturas completas ou parciais.

A aplicação de contraste não é necessária, mas aumenta potencialmente a intensidade do sinal nas imagens T1-W pós-contraste. **(Imhof et al, 2006)**

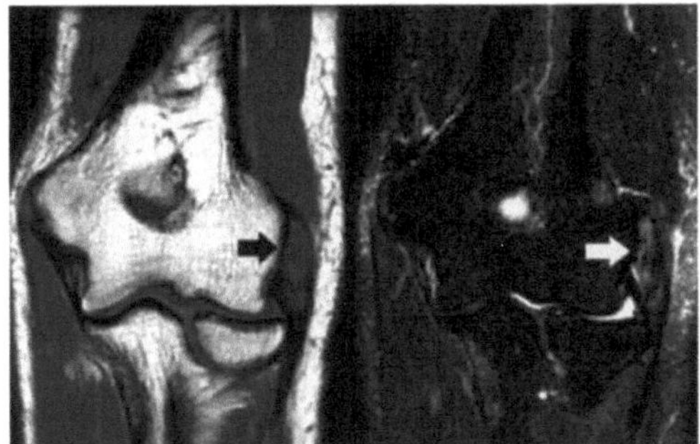

Fig (15): Imagem de ressonância magnética do cotovelo

Imagens coronais ponderadas em T1 *(esquerda)* e FSE ponderadas em T2 com supressão de gordura mostram espessamento e intensidade de sinal intermédia no tendão extensor comum *(setas)*, consistente com tendinite (epicondilite lateral)

Tratamento da epicondilite

1. *Tratamento não operatório:*

A taxa de sucesso do tratamento não operatório pode atingir os 90% **(Haake et al., 2002)**.

O tratamento não operatório é bem sucedido na resolução dos sintomas na maioria dos doentes. Estas opções de tratamento conservador incluem analgésicos, suporte para o cotovelo de tenista, terapia ultra-sónica e imobilização com tala. As injecções locais de corticosteróides, a infiltração local de sangue autólogo, a terapia com laser e a crioterapia com nitrogénio têm sido utilizadas como métodos semiconservadores, aparelhos e terapia por ondas de choque extracorporais (ESWT). **(Gabel e Morrey 2001, Andrew & Champ, 2004, Zaid et al, 2008)**

A educação do doente inclui uma discussão franca sobre a causa da doença, bem como uma explicação da anatomia patológica e formas de evitar actividades que possam agravar a doença. Se a epicondilite ocorrer num jogador de ténis e puder ser atribuída ao desporto, é importante verificar se o tamanho do punho da raquete de ténis está corretamente dimensionado e verificar o peso e a tensão das cordas da raquete como possíveis causas do problema. **(Andrew & Champ, 2004)**

A fisioterapia pode incluir modalidades como a manipulação, a massagem por fricção **(Stasinopoulos e Johnson,**

2004) e alongar e fortalecer a extremidade extensora quando a dor diminuir.

Outras modalidades podem incluir a crioterapia, a fonoforese, a estimulação eléctrica, os ultra-sons **(Klaiman et al., 1998)** e a iontoforese **(Nirschl et al., 2003)**.

Num estudo sobre a acupunctura, **Molsberger e Hille**, em **1994,** verificaram que os doentes que encaravam este método de forma positiva tinham mais probabilidades de beneficiar.

Os medicamentos incluem uma variedade de medicamentos anti-inflamatórios não esteróides tópicos **(Burnham et al., 1998)**.

As injecções de cloridrato de bupivacaína ou lidocaína e esteróides são frequentemente úteis; no entanto, foram publicados dados contraditórios relativamente à eficácia das injecções. **Altay e colaboradores**, em **2001,** demonstraram que a injeção de lidocaína e triamcinolona numa técnica de "peppering" era fiável no tratamento desta doença. Outros relataram que os efeitos benéficos das injecções são apenas transitórios **(Solveborn et al., 1995)**. **Newcomer et al.**, em **2001,** questionaram os resultados das injecções de corticosteróides no alívio dos sintomas iniciais (menos de 4 semanas) da epicondilite lateral e concluíram que não ajudaram significativamente. **Crowther et al., em 2002,** observaram que, quando comparada com a terapia por ondas de choque extracorporais, a injeção de esteróides funcionava melhor e era menos dispendiosa.

Em **2002, Keizer et al.** realizaram um estudo prospetivo para comparar os resultados do tratamento cirúrgico aberto e da injeção com toxina botulínica. Um ano após o tratamento, 65% dos seus doentes que receberam injeção de toxina botulínica e 75% dos doentes que foram submetidos a cirurgia tiveram resultados bons e excelentes. Dois anos após o tratamento, a taxa de sucesso para a coorte de injeção aumentou para 75%. É importante ser criterioso com as injecções para evitar descolorações da pele e atrofia da gordura no local da injeção.

Os aparelhos podem incluir aparelhos de contra-força ou de extensão do punho. Pensa-se que a cinta de contra-força, introduzida no início dos anos 70, reduz a carga no epicôndilo lateral ao impedir que os músculos do antebraço se expandam completamente.

Walther et al., em **2002**, demonstraram que qualquer cinta que colocasse uma almofada compressiva imediatamente distal ao epicôndilo lateral resultava numa maior redução da carga no epicôndilo lateral do que as cintas que utilizavam o princípio de um fecho e que as cintas colocadas imediatamente distal ao epicôndilo lateral reduziam as cargas mais do que as almofadas colocadas sobre o epicôndilo lateral. O aparelho de extensão do punho coloca o braço numa posição de repouso para os extensores.

Pensa-se que a terapia por ondas de choque extracorporais (ESWT), a vibração de ondas de choque através dos tecidos, ativa o ciclo da inflamação na esperança de que este complete o seu curso até à resolução dos sintomas. Existem provas contraditórias quanto à eficácia da ESWT. Alguns autores observaram que os doentes que receberam ESWT registaram uma melhoria dos sintomas (**Ko et al., 2001**).

Outros estudos, contudo, demonstraram a falta de eficácia da ESWT (**Haake et al., 2002**). Os efeitos secundários deste tratamento incluem vermelhidão transitória da pele, dor no local do tratamento, pequenos hematomas, enxaquecas e síncope (**Haake et al., 2002**).

Muitos estudos registaram que, independentemente da modalidade de tratamento, a epicondilite lateral resolve-se na maioria dos doentes com o tempo, mesmo até 1 ano (**Andrew & Champ, 2004**).

Fisioterapia Cyriax:

Cyriax e Cyriax, em **1983**, reivindicaram um sucesso substancial no tratamento do cotovelo de tenista utilizando a fricção transversal profunda em combinação com a manipulação de Mill, que é realizada imediatamente após a massagem de fricção profunda. Para que seja considerada uma intervenção Cyriax, os dois componentes devem ser utilizados em conjunto na ordem mencionada. Os pacientes devem seguir o protocolo três vezes por semana durante quatro semanas (**Kesson &**

> ### Non-operative treatment protocol for lateral epicondylitis as described by Dlabach & Baker in 2001.
>
> #### Initial treatment
> - Reduce pain, inflammation, oedema.
> - Rest from aggrevating activities.
> - Anti-inflammatory medication, phonophoresis, iontophoresis.
> - Deep friction massage.
> - Ice massage.
> - Stretching
>   - Elbow flexion / extension
>   - Wrist flexion / extension
>   - Forearm pronation / supination
> - Grip strengthening.
> - Counterforce bracing.
>
> #### Intermediate phase
> - Continue stretching, appropriate modalities and bracing.
> - Initiate progressive pain-free resistive strengthening
>   - Wrist curls
>   - Elbow flexion / extension
>   - Forearm pronation / supination
> - Shoulder strengthening to prevent disuse atrophy.
> - Resume previously aggravating activities.
>
> #### Final phase of rehabilitation
> - Continue stretching and strengthening.
> - Ice after activity.
> - Gradual return to sport.
> - Maintenance stretching and strengthening program 3 times a week.

Factores que influenciam os resultados:

As variáveis que podem influenciar os resultados do tratamento receberam pouca atenção nos estudos publicados até à data (**Hudak et al., 1996**), e os dados sobre o seu papel continuam a ser contraditórios. Além disso, variáveis ainda não testadas podem explicar os maus resultados observados em alguns pacientes. Por exemplo, o efeito de rotulagem, que demonstrou afetar o resultado da dor nas costas, pode ter um efeito semelhante na epicondilite lateral (**Abenhaim et al., 1995**). Assim, as conclusões dos estudos disponíveis devem ser interpretadas com discernimento, de modo a avaliar os potenciais benefícios dos tratamentos sugeridos

Vários factores parecem influenciar o resultado da epicondilite lateral. **Hudak et al., 1996,** referem que o local da dor e a ocorrência anterior parecem ser factores preditivos de um pior resultado.

A duração dos sintomas inferior a 3 meses aquando da inclusão no estudo previu um resultado favorável nos estudos de **Holdsworth e Anderson** em **1993** e de **Simunovic et al.** em **1998**.

A taxa de recuperação total foi mais elevada entre os homens do que entre as mulheres no estudo de **Gerberich e Priest** em **1985**, bem como entre os doentes com dor intensa na fase inicial. **Feuerstein et al.**, em **2000**, pelo contrário, referiram que a dor intensa previa um mau resultado em doentes com doença relacionada com o trabalho e que outros factores que influenciavam o prognóstico incluíam a história da doença, o risco ergonómico de exposição, o stress no trabalho, o nível de apoio no trabalho e o estilo de lidar com a dor.

A doença bilateral pode envolver um processo patológico específico e, consequentemente, pode diferir no seu prognóstico da doença unilateral (**Nirschl, 1992**).

2. *Tratamento cirúrgico*

O tratamento cirúrgico raramente é necessário e só é indicado após o fracasso de cuidados conservadores alargados. A cirurgia é indicada quando a dor é muito intensa e inibe as actividades da vida diária. Foi descrita uma variedade de tratamentos cirúrgicos abertos. As técnicas cirúrgicas incluem a ressecção de parte do epicôndilo, a ressecção parcial do ligamento anular, a denervação, a descompressão do nervo e o alongamento do tendão envolvido. Com a recente compreensão dos factores etiológicos do processo da doença, os objectivos cirúrgicos são a remoção de todo o tecido anormal e a libertação de qualquer tensão residual no restante tendão extensor. Atualmente, as opções incluem cirurgia aberta, libertação lateral artroscópica e desbridamento percutâneo do tecido cinzento, friável e angiofibrótico. (**Andrew & Champ, 2004**).

> ## _Synopsis of surgical procedures in resistant tennis elbow_
>
> - Epicondylar osteotomy **(Franke, 1910)**.
> - Excision of subcutaneous tissue **(Fischer, 1923)**.
> - Incision of the ECRB **(Hohmann, 1927)**.
> - Partial lateral denervation **(Tavernier, 1946)**.
> - Partial resection of the annular ligament **(Bosworth, 1955)**.
> - Partial ventral denervation **(Kaplan, 1959)**.
> - Distal lengthening of the ECRB **(Garden, 1961)**.
> - Complete denervation **(Wilhelm & Gieseler, 1962)**.
> - Excision of subtendinous pathological tissue **(Goldie, 1964)**.
> - Decompression of the posterior interosseous nerve (supinator arcade) **(Capener, 1966)**.
> - Decompression of the radial nerve (radial tunnel) **(Roles & Maudsley, 1972)**.
> - Epicondylectomy and excision of distal portion of annular ligament **(Boyd & McLoed, 1973)**.
> - Decompression of the radial nerve (hiatus of the radial nerve) **(Wilhelm, 1977)**.
> - Proximal lengthening of ECRB **(Narakas, 1987)**.
> - Combination of denervation and decompression of the radial nerve **(Wilhelm, 1989)**.

Tratamento cirúrgico aberto

As opções actuais de tratamento cirúrgico aberto incluem a excisão do tecido doente, o alongamento dos tendões envolvidos e a decorticação do epicôndilo lateral. **Goldberg et al.**, em **1988**, relataram que 91% dos seus pacientes tiveram resultados bons ou excelentes numa média de 4 anos após a cirurgia para alongar os tendões extensores comuns.

Numa média de 3 meses após a cirurgia, **Rosenberg e Henderson**, em **2002**, relataram um excelente alívio dos sintomas com a excisão do tecido doente, a libertação e a reinserção da origem do extensor comum em 18 de 19 doentes. Outros descreveram bons resultados com técnicas de deslizamento.

No pós-operatório, o braço do doente é colocado numa funda para maior conforto durante 1 semana. Nessa altura, são iniciados os exercícios de reabilitação.

Libertação lateral artroscópica:

O cotovelo de tenista pode ser tratado artroscopicamente se for refratário ao tratamento não operatório e se a síndrome de compressão do nervo interósseo posterior tiver sido excluída. **Grifka e colaboradores, em 1995,** descreveram a libertação artroscópica da origem extensora em 32 doentes, sem complicações. O portal medial proximal é utilizado para visualização e o portal lateral para ressecção.

O nervo interósseo posterior e o ligamento colateral radial estão próximos e devem ser protegidos. O ECRB é desbridado até ao bordo póstero-lateral da sua origem no úmero e o epicôndilo lateral é perfurado. Deve ter-se em atenção que a fonte de dor pode ser, na realidade, uma banda de plica sinovial que está a estalar ou a prender-se sobre a cabeça do rádio.

Libertação percutânea:

Em **1933, Hohmann** descreveu o stripping epicondilar para a epicondilite umeral com um sucesso notável. De seguida, **Spencer e Herndon** em **1953** e **Baumgard e Schwartz** em **1982** relataram resultados excelentes semelhantes.

Mais recentemente, **Grundberg e Dobson,** em **2000,** relataram resultados excelentes semelhantes em 29 de 32 cotovelos de pacientes que foram submetidos a libertação percutânea. Em todos os 29 cotovelos, houve alívio da dor numa média de 9 semanas após o procedimento. Em **2001, Savoie** relatou os resultados da sua revisão de 21 operações ao cotovelo em 17 doentes. Vinte dos 21 cotovelos retomaram a sua função normal. Um deles teve uma libertação falhada e necessitou de ser reoperado.

Cirurgia de revisão:

Organ et al. publicaram em **1997** uma revisão da cirurgia de revisão para epicondilite lateral recalcitrante em 35 cotovelos de 34 pacientes. Todos os doentes tinham sido previamente submetidos a procedimentos abertos. Vinte e nove dos 35 cotovelos tiveram resultados bons ou excelentes num seguimento médio de 64 meses. Observaram que, em 27 cotovelos, as alterações patológicas no ECRB não tinham sido abordadas de todo, e o tecido danificado não tinha sido completamente excisado em 7 cotovelos.

A cirurgia em casos de insucesso do tratamento conservador da epicondilite medial dá resultados semelhantes aos do tipo lateral, uma vez que alivia a dor, restaura a força e permite o regresso ao nível anterior de vida diária e de atividade desportiva. **(Vangness e Jobe1991)**

Tratamento conservador

Terapia Manipulativa

Manipulação e mobilização das articulações

Existem várias técnicas manipulativas descritas em casos de cotovelo de tenista, incluindo a manipulação de Mill, a manipulação do punho e a mobilização com técnica de movimento do cotovelo. A manipulação de Mill é a técnica manipulativa mais comum utilizada **(Wright e Sluka, 2001)**.

Manipulação de Mill na epicondilite lateral

A manipulação de Mill é definida como um movimento passivo efectuado no final da amplitude, ou seja, depois de toda a folga ter sido absorvida, e é um impulso de amplitude mínima e alta velocidade **(Kesson e Atkins, 1998)**.

A manipulação de Mill para o cotovelo de tenista deve ser efectuada da seguinte forma Posicionar o doente numa cadeira com um encosto e ficar atrás do doente. Apoiar o braço do doente sob a dobra do cotovelo, com a articulação do ombro abduzida a 90 graus e rodada medialmente. O antebraço cairá automaticamente em pronação. Colocar o polegar da outra mão no espaço entre o polegar e o indicador do doente, fletir completamente o pulso do doente e pronar o antebraço. Mover a mão que apoia a dobra do cotovelo para a superfície posterior da articulação do cotovelo e, mantendo a flexão e a pronação completas do pulso, estender o cotovelo do doente até sentir que toda a folga foi absorvida pelo tendão.

Esta manobra é efectuada uma única vez em cada sessão de tratamento, porque não é um procedimento confortável para o doente e os efeitos do tratamento tornam-se muitas vezes completamente visíveis nos dias seguintes **(Kesson e Atkins, 1998)**.

O objetivo desta técnica é alongar o tecido cicatricial através da rutura das aderências na junção teno-óssea, tornando a zona móvel e sem dor **(Wright e Sluka, 2001)**.

Manipulação do pulso

Esta manobra manipulativa é uma técnica de impulso e é efectuada da seguinte forma. O sujeito repousa o antebraço do lado afetado sobre uma mesa, com a palma da mão virada para baixo. O operador senta-se num ângulo reto em relação ao lado afetado do sujeito e agarra o osso escafoide do sujeito entre o polegar e o indicador. O operador reforça esta preensão colocando o polegar e o indicador da sua outra mão por cima. O operador estende então o pulso do sujeito dorsalmente, ao mesmo tempo que o osso escafoide é manipulado ventralmente. Esta parte da manobra é repetida cerca de 15 vezes. O procedimento é repetido cerca de 20 vezes, alternando entre a extensão passiva forçada do pulso e a extensão contra resistência.

A duração de uma sessão de intervenção é de 15 a 20 minutos. Não é imposta qualquer restrição à utilização do braço **(Lewit, 1977)**.

Struijs et al., em **2003**, realizaram um estudo utilizando a manipulação ou os ultra-sons como tratamento para a epicondilite lateral em 31 pacientes divididos em dois grupos. Afirmaram que a manipulação parecia ser mais eficaz do que os ultra-sons para o tratamento da epicondilite lateral quando havia um acompanhamento a curto prazo.

Mobilização com movimento

Verificou-se que uma técnica de tratamento de MWM aplicada no cotovelo produzia um alívio substancial e rápido da dor imediatamente após a aplicação da técnica **(Vicenzino et al., 2001)**. A condição de tratamento envolveu uma técnica de MWM de deslizamento lateral para o cotovelo, tal como descrita por **Mulligan em 1995**. Para aplicar este tratamento, o operador usa uma mão para estabilizar a extremidade distal do úmero no lado lateral, imediatamente proximal à linha articular do cotovelo, enquanto usa a outra mão para aplicar um deslizamento dirigido lateralmente do rádio e da ulna proximais.

Além disso, **Paungmali et al.** mostraram em **2003** que a MWM para a articulação do cotovelo, em pacientes com epicondilite lateral, é capaz de produzir efeitos hipoalgésicos simultâneos durante e após a sua aplicação.

Fricção transversal profunda

A fricção transversal profunda para o cotovelo de tenista é aplicada da seguinte forma: Posicionar o doente confortavelmente com o cotovelo totalmente supinado e em 90 graus de flexão. Localizar o aspeto anterolateral do epicôndilo lateral (faceta do epicôndilo lateral, onde se insere o extensor radial curto do carpo, o local mais comum de dor em doentes com cotovelo de tenista) e identificar a área de sensibilidade. Aplicar uma fricção transversal profunda com a parte lateral da ponta do polegar, aplicando a pressão numa direção posterior na junção teno-óssea. Manter esta pressão ao mesmo tempo que se aplica uma fricção transversal profunda na direção dos dedos, que devem ser posicionados do outro lado do cotovelo para contrapressão. A fricção transversal profunda é aplicada durante 10 minutos após o efeito de entorpecimento ter sido alcançado, para preparar o tendão para a manipulação de Mill. **(Kesson e Atkins, 1998)**

As contra-indicações absolutas para a fricção transversal profunda são poucas. Nunca é aplicada em infecções activas, bursite e perturbações das estruturas nervosas, ossificação, calcificação dos tecidos moles ou artrite reumatoide ativa, e é necessário cuidado se houver pele frágil ou se o doente estiver a fazer tratamento anticoagulante **(Kesson e Atkins, 1998)**.

Ultrassom

Saleh et al, 2006 concluíram que a terapia por ultra-sons mostrou uma ligeira melhoria da epicondilite lateral no seguimento a curto prazo

Injeção de corticosteróides

Postula-se que o efeito dos corticosteróides é exercido através da supressão ou dispersão da resposta granulomatosa no tecido traumatizado **(Yates, 1977)**. Acredita-se que estes efeitos anti-inflamatórios das injecções de corticosteróides aliviam a dor e diminuem a incapacidade **(Gray e Gottlieb, 1983)**. **Assendelft et al., em 1996,** concluíram que as injecções de corticosteróides parecem ser relativamente seguras e parecem ter um efeito benéfico a curto prazo (2-6 semanas).

Quase todos os estudos relatam efeitos benéficos a curto prazo, que foram estatisticamente significativos e clinicamente relevantes em quase todas as medidas de resultados a favor das injecções de corticosteróides. Estes efeitos benéficos a curto prazo, incluindo a diminuição da dor e o aumento da força de preensão, não foram encontrados no seguimento a médio ou longo prazo. Em contrapartida, quando se comparam as injecções de corticosteróides com outro tratamento conservador, há uma sugestão de resultados mais favoráveis no seguimento a longo prazo para a medicação ou a fisioterapia **(Hay et al., 1999)**.

Price et al., em **1991, compararam** os efeitos da injeção de corticosteróides com os de um anestésico local e encontraram resultados estatisticamente significativos e clinicamente relevantes a favor das injecções de corticosteróides numa ou mais medidas de resultados.

Outros estudos compararam as injecções de corticosteróides com outro tratamento conservador (apoio do cotovelo na epicondilite lateral) **(Haker e Lundeberg, 1993; Erturk et al., 1997)**, fisioterapia **(Verhaar et al., 1996;)**, AINEs **(Hay et al., 1999)**. Relativamente aos resultados a curto prazo, concluíram pela eficácia das injecções de corticosteróides em comparação com outros tratamentos conservadores, enquanto que na avaliação dos resultados a médio e longo prazo **(Haker e Lundeberg, 1993; Verhaar et al., 1996; Hay et al., 1999)**, nenhum destes estudos encontrou resultados estatisticamente significativos a favor das injecções de corticosteróides. Em contraste, **Hay et al.** em **1999** encontraram resultados estatisticamente significativos e clinicamente relevantes para algumas medidas de resultados a favor de medicamentos anti-inflamatórios não esteróides aos 6 meses de seguimento.

Entre os estudos **(Price et al., 1991[2 estudos]; Bar et al., 1997; Oksenberg et al., 1998)** que compararam diferentes quantidades, dosagens e suspensões de injecções de corticosteróides, apenas um estudo (**Oksenberg et al., 1998**) encontrou uma diferença clinicamente relevante a favor do fosfato de betametasona em comparação com o acetato de betametasona.

Efeitos adversos:

Vários estudos forneceram informações sobre os efeitos adversos das injecções de corticosteróides, tais como rubor facial, dor pós-injeção e atrofia cutânea local. A dor pós-injeção (1158%) e a atrofia cutânea local (17-40%) foram comunicadas em quatro estudos (**Haker e Lundeberg, 1993; Verhaar et al., 1996; Bar et al., 1997; Hay et al., 1999**).

Pode mesmo ocorrer osteomielite do úmero após injeção de corticosteróides para o cotovelo de tenista (**Jawed & Allard2000**)

Aparelhos ortodônticos:

Os dispositivos ortopédicos são habitualmente utilizados como estratégia de tratamento para o cotovelo de tenista. Apesar desta utilização comum, não existem provas claras sobre a eficácia dos dispositivos ortopédicos para a epicondilite lateral (**Struijs et al, 2001**).

Injeção de toxina botulínica:

Pensa-se que a origem do extensor radial curto do carpo desempenha um papel importante na etiologia do cotovelo de tenista, possivelmente devido a uma situação anatómica desfavorável (**Kraushaar e Nirschl, 1999**). O repouso completo do extensor radial curto do carpo, levando a um mecanismo normal de reparação, pode ser alcançado através de uma libertação da sua origem ou de uma parésia temporária deste músculo por administração local de toxina botulínica (**Friedman et al., 2000**).

A toxina botulínica inibe irreversivelmente a libertação de acetilcolina na junção neuromuscular, após o que os axónios brotam e formam novas junções, levando à recuperação total da parésia em 2 a 6 meses (**Brin, 1997**). O tratamento cirúrgico tem um historial semelhante. Ao libertar a origem extensora comum, é criada uma situação favorável na junção tendão-osso (**Ljung et al., 1999**). Assim, o mecanismo normal de reparação pode ter lugar.

Keizer et al., 2002 realizaram um estudo para comparar o tratamento com infiltração de toxina botulínica no extensor do punho, um método menos invasivo, com uma libertação cirúrgica do extensor do punho. Foram incluídos 40 doentes no estudo aleatório; um grupo de doentes foi submetido a cirurgia (20 doentes) e o outro grupo de doentes foi tratado com toxina botulínica (20 doentes).

Foram injectadas 30 a 40 unidades de toxina botulínica no extensor radial curto do carpo. A injeção de toxina botulínica conduziria à paresia do terceiro e quarto dedos no prazo de 2 semanas. Os doentes foram autorizados a utilizar o braço, mas não a realizar qualquer atividade extenuante. Se não se verificasse parésia suficiente até às 6 semanas de seguimento, os doentes recebiam uma segunda injeção. Se não fosse possível provocar paresia suficiente com a injeção inicial, podiam ser injectadas doses mais elevadas (50 UI) para evitar a necessidade de uma segunda injeção.

Os resultados das avaliações após 3, 6, 12 e 24 meses foram comparados. Foi feita uma avaliação da gravidade da dor, da perda subjectiva da força de preensão e da satisfação do doente.

Os resultados globais dos dois grupos foram comparados. Aos 3, 6, 12 e 24 meses não se registaram diferenças significativas entre os dois grupos. A não obtenção de paresia adequada após a injeção inicial pode ser uma indicação para mudar do tratamento com toxina botulínica para o tratamento cirúrgico (**Keizer et al., 2002**).

Duloxetina:

A duloxetina é um antidepressivo que actua através da inibição da recaptação da serotonina e da noradrenalina. A duloxetina tem-se revelado útil em doentes com neuropatia diabética dolorosa e fibromialgia. **Zaid et al, 2008,** num relatório de caso, demonstraram que a duloxetina pode ser uma opção de tratamento útil em doentes com cotovelo de tenista crónico, mesmo naqueles que falharam o tratamento médico, fisioterapêutico, cirúrgico e outras formas de tratamento convencionais.

Terapia de baixo nível de laser:

A LLLT é segura e eficaz e actua de forma dependente da dose através de mecanismos biológicos que modulam tanto a inflamação como os processos de reparação dos tendões. A irradiação LLLT com um comprimento de onda de 904 nm dirigida à inserção do tendão na parte lateral do cotovelo está a emergir como uma alternativa segura e eficaz às injecções de corticosteróides e aos AINE. A LLLT também parece funcionar bem quando associada a regimes de exercício e alongamento. (**Bjordal et al, 2008**)

Injecções de sangue autólogo:

Algumas pessoas poderão considerar estranho que uma injeção de uma pequena quantidade de sangue de um doente no seu cotovelo de tenista possa ser curativa, mas **Edwards e Calandruc-cio, em 2003,** relataram que 22 doentes em que as modalidades não cirúrgicas tinham falhado ficaram completamente aliviados da dor, mesmo durante actividades extenuantes, depois de receberem este tratamento. (**Suresh et al., 2006**)

Iontoforese e fonoforese

I) *Iontoforese*

A iontoforese é um sistema não invasivo de administração de fármacos que utiliza uma corrente eléctrica direta (CC) baixa com densidades de corrente inferiores a 0,5 mA/cm^2 para ultrapassar a barreira cutânea (**Curdy et al., 2002**), para administrar uma solução iónica aquosa em áreas superficiais através da pele (**Costa e Dyson, 2007**).

Mecanismo de ação da iontoforese:

A técnica iontoforética baseia-se no princípio geral de que as cargas semelhantes se repelem mutuamente, permitindo que a repulsão eléctrica conduza o fármaco através da pele. Pensa-se que o movimento para além da pele ocorre como resultado da difusão e/ou do fluxo sanguíneo capilar como possíveis fontes de transmissão secundária de medicamentos para além da transmissão primária por iontoforese (**Anderson et al., 2003, Gurney e Wascher, 2008**).

Assim, durante a iontoforese, se for administrado um fármaco com carga positiva, o fármaco carregado é dissolvido no eletrólito que rodeia o elétrodo de polaridade semelhante, ou seja, o ânodo. Ao aplicar uma força eletromotriz, o fármaco é repelido e desloca-se através do estrato córneo em direção ao cátodo, que se encontra noutra parte do corpo (Fig.16). O movimento dos iões de fármaco entre os eléctrodos ocorre através da pele e não à superfície. Quando o cátodo é o responsável pelo fluxo de um anião, denomina-se iontoforese catódica. Por outro lado, para a iontoforese anódica, a situação seria inversa. (**Wang et al, 2005**). A principal via de entrada é diretamente através das camadas da epiderme através de uma via intercelular; no entanto, outras vias que demonstraram estar envolvidas na entrega iontoforética incluem apêndices cutâneos, como os folículos pilosos e os canais sudoríparos (**Viscusi e Witkowski, 2005**), foram também observadas derivações artificiais devido à perturbação temporária da estrutura organizada do estrato córneo e à formação de poros (**Wang et al., 2005**).

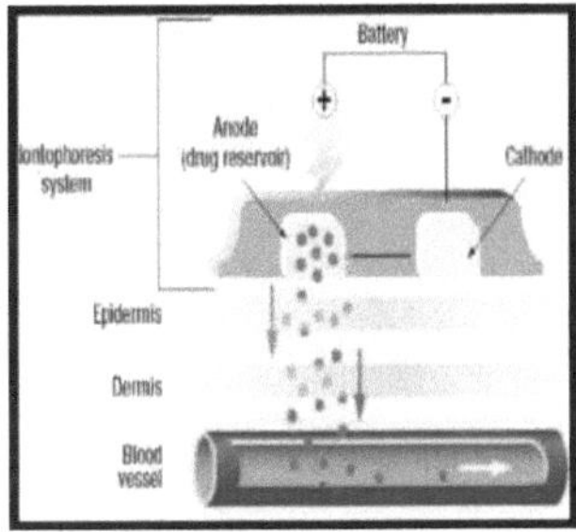

Fig (16): Mecanismo de administração transdérmica iontoforética de medicamentos [um exemplo de iontoforese anódica] (Viscusi e Witkowski, 2005).

Factores que afectam a administração de medicamentos por iontoforese:

Os factores importantes que afectam a administração iontoforética incluem o tipo de pele, o tipo de eléctrodos e as cargas do fármaco *(Wang et al., 2005)*. A transferência de iões por iontoforese depende também da concentração dos iões na solução, mas a concentrações mais elevadas do fármaco, o transporte pode tornar-se independente da concentração, provavelmente devido à saturação da solução: A transferência de iões depende também da densidade da corrente no elétrodo ativo e da duração do fluxo de corrente *(Pociask et al., 2006)*.

Indicações:

Um grande número de substâncias administradas por iontoforese tem sido utilizado para uma vasta gama de fins terapêuticos ao longo dos anos *(Low, 2003)*, como a iontoforese de ácido acético no tratamento de doenças como a miosite ossificante, bursite calcificada e tendinite calcificada *(Costa e Dyson, 2007)*, anestésicos locais, antibióticos, anti-inflamatórios, iontoforese de zinco no tratamento de úlceras isquémicas, iodo e cloro para aumentar a extensibilidade do tecido cicatricial, iontoforese de cobre para o tratamento de infecções fúngicas da pele e salicilato para o alívio da dor em doenças reumáticas *(Hamann et al., 2006)*.

O tratamento da hiperidrose com iontoforese também foi registado *(Karakoc et al., 2002)*.

No entanto, a dexametasona (DXM) é o medicamento mais utilizado com iontoforese para tratar uma variedade de doenças do tecido conjuntivo, incluindo joelhos com artrite reumatoide, síndrome do túnel cárpico e disfunção da articulação temporomandibular (Gurney e Wascher, 2008), fascite plantar, tendinite patelar, tendinite de Aquiles, epicondilite lateral e tendinite da coifa dos rotadores (Ngawhirunpat et al., 2004, e Magnusson et al., 2006).

Vantagens da iontoforese em relação a outras vias de administração convencional de medicamentos:

A administração transdérmica oferece as vantagens de contornar a degradação gastrointestinal e de melhorar a adesão dos doentes às vias de administração oral e parentérica existentes (Raiman et al., 2004). A iontoforese proporciona um meio de administração local e não invasiva de fármacos, quando comparada com a administração tradicional de um fármaco por inserção de agulha (Ching et al., 2005). Assim, medicamentos como os corticosteróides podem ser administrados localmente sem o efeito traumático das injecções, sem dor para o doente e sem risco de infeção (Granter, 2007).

A iontoforese de corticosteróides espalha uma elevada concentração de fármaco uniformemente através do tecido e, por conseguinte, é considerada segura e eficaz. A utilização da iontoforese combinada com outras modalidades de tratamento produz uma melhoria mais rápida do que a terapia convencional isolada (Gudeman et al., 1998).

Os efeitos da iontoforese são frequentemente mais duradouros do que os da fonoforese, uma vez que na iontoforese os iões são introduzidos nos tecidos superficiais, onde a circulação é limitada, dando tempo aos iões para serem absorvidos e utilizados. Enquanto que as moléculas introduzidas por fonoforese são entregues a camadas mais profundas, onde a vascularização é mais abundante, levando a um transporte precoce para fora da área antes de ser possível uma absorção e utilização efectivas (Baskurt et al., 2003).

Desvantagens e possíveis complicações:

A principal desvantagem da iontoforese é o facto de ser dispendiosa e consumir muito tempo *(Pociask et al., 2006)*.

Foram registadas complicações da iontoforese, embora ligeiras e resolvidas sem tratamento. Estas complicações incluem eritema prolongado sob o elétrodo negativo, que se resolve em 24 horas, formigueiro e sensação de picadas, ardor ou tração sob o elétrodo, especialmente no início da administração da corrente ou se a intensidade da corrente for aumentada rapidamente. Também foram comunicadas vesículas no local de aplicação, bolhas, reacções cutâneas localizadas, dermatite atópica e prurido *(Nirschl et al., 2003).*

A complicação iontoforética que causa mais preocupação entre os profissionais é a queimadura da pele subjacente, uma queimadura química, que pode ocorrer quando a eletrólise na junção do elétrodo metálico (um condutor) com o eletrólito da almofada durante o procedimento resulta na formação de ácidos no elétrodo positivo (ânodo) e bases no elétrodo negativo (cátodo), podendo os seus efeitos espalhar-se pela pele causando danos químicos (Low, 2003).

As queimaduras com iontoforese também podem ser causadas por uma técnica incorrecta. Algumas condições que podem produzir queimaduras incluem interfaces de eléctrodos da pele deficientes, intensidade demasiado elevada, tiras demasiado apertadas, eléctrodos demasiado pequenos ou demasiado secos ou polaridade errada (Pociask et al., 2006).

Contra-indicações:

As contra-indicações estão de acordo com o fármaco aplicado por iontoforese, por exemplo, a DXM está contra-indicada em celulite, hipersensibilidade a esteróides, sépsis local ou sistémica e no local da fratura, uma vez que os esteróides podem atrasar a cicatrização óssea (Saunders et al., 2006).

Iontoforese de fosfato de sódio de dexametasona:

A DXM é um glucocorticoide sintético que não se encontra normalmente no organismo a qualquer nível. Ioniza-se num composto carregado negativamente e, por isso, quando utilizado para iontoforese, é colocado sob o cátodo; tem um poderoso efeito anti-inflamatório no corpo, estimado em 25 a 30 vezes mais potente do que a hidrocortisona *(Gurney e Wascher, 2008)*.

A dose de iontoforese de DXM a 0,4% (4 mg/mL) é consistente com as doses convencionais utilizadas na prática da fisioterapia. O fosfato sódico de dexametasona solúvel em água (DXM-P) é geralmente utilizado em aplicações iontoforéticas. Em pH neutro, a DXM-P é um pró-fármaco carregado negativamente que é desfosforilado na forma ativa da DXM quando se encontra no organismo *(Michlovitz e Nolan, 2005)*.

A DXM-P induz uma vasoconstrição cutânea, o que pode promover uma penetração mais profunda do que outros fármacos vasoneutros ou vasodilatadores. Este efeito de vasoconstrição, que pode ser visto como um branqueamento da pele, foi utilizado para medir a potência relativa dos esteróides absorvidos por via percutânea *(Curdy et al., 2001)*.

Após a iontoforese de dexametasona, é encontrado um "depósito" intracutâneo do fármaco na zona da epiderme, que representa a concentração mais elevada do fármaco.

Aparentemente, a penetração mais profunda não ocorre por corrente iontoforética, mas por difusão passiva. Concluiu-se que a administração de dexametasona de longa duração e baixa intensidade era superior à administração de curta duração e alta intensidade, com base na magnitude e duração da vasoconstrição cutânea local. (Anderson et al., 2006)

II) Fonoforese

A fonoforese é o movimento de moléculas de fármacos através da pele sob a aplicação de ultra-sons *(Mitragotri e Kost, 2004)*. Foi explicado que os EUA alteram a permeabilidade do estrato córneo (a camada mais superficial da pele) através de efeitos térmicos e não térmicos, o que permite que as moléculas de fármacos atravessem a membrana mais facilmente *(Pociask et al., 2006)*.

Baskurt et al., em *2003*, estudaram 61 doentes que sofriam de epicondilite lateral, dividindo-os em 2 grupos para comparar a eficácia do gel de naproxeno (10%) aplicado por iontoforese tópica e por fonoforese no tratamento da epicondilite lateral. A gravidade da dor (em repouso, em atividade, com pressão e levantamento de peso), a força de preensão e o estado funcional foram avaliados antes e depois do tratamento.

Os resultados mostraram uma diminuição da gravidade da dor, um aumento da força de preensão e uma melhoria dos níveis funcionais. Em ambos os grupos, quando as duas aplicações são comparadas sob as mesmas condições, têm efeitos semelhantes. Foi sugerido que estes resultados resultam dos efeitos do polar (+ve) utilizado durante a aplicação da iontoforese e dos ultra-sons utilizados durante a aplicação da fonoforese, para além do gel de naproxeno.

CAPÍTULO 3

Doentes e métodos

Este estudo foi realizado em 25 pacientes que frequentam a clínica ambulatória de Medicina Física, Reumatologia e Reabilitação do Hospital Universitário Ain Shams

Além disso, 14 indivíduos saudáveis, com idades e sexos semelhantes, servirão de grupo de controlo.

Estes doentes queixavam-se de dor no cotovelo e foram diagnosticados clinicamente como tendo epicondilite medial ou lateral.

Critérios de exclusão:

Os doentes serão excluídos do estudo:

1) Se tiverem sofrido uma lesão recente dos músculos ou tendões afectados, e também se tiverem recebido uma injeção de esteróides durante o último ano ou uma cirurgia prévia para tratar o problema.

2) Se existir qualquer outra doença que afecte o membro superior, como espondilose cervical, acidente vascular cerebral, tendinite da coifa dos rotadores ou doenças sistémicas que afectem as articulações, como gota ou artrite reumatoide.

3) Se tiverem utilizado medicamentos anti-inflamatórios não esteróides ou receitas de esteróides, locais ou sistémicos, nos três dias anteriores à participação no estudo.

-Os 20 pacientes foram submetidos a: -

1-História clínica completa:

a- História pessoal com especial ênfase na idade,
lado dominante
, ocupação, hábitos especiais de importância médica.

b- Queixa do doente: início, evolução, duração e local da dor.

c- História da doença atual: para análise da queixa quanto ao local da dor, tempo de dor, carácter, irradiação, o que aumenta o que diminui e sintomas associados.

d- Antecedentes: incluindo antecedentes de ataques semelhantes, traumatismos anteriores, presença de doenças sistémicas, especialmente diabetes e antecedentes de outras afecções articulares que não o cotovelo afetado, tratamentos anteriores para a doença e recorrência dos sintomas de epicondilite.

A dor é de início gradual e insidioso e, normalmente, irradia para o antebraço. Os doentes referem fraqueza na força de preensão ou dificuldade em transportar objectos nas mãos.

2-Exame clínico exaustivo:

i- Exame geral:

O exame incluía o exame da região cervical, de ambos os ombros, de qualquer articulação suspeita e o exame neurológico de ambos os membros superiores.

ii- exame local do cotovelo doloroso, detectando os seguintes pontos :-

    a. Presença de cicatrizes, descoloração da pele ou quaisquer inchaços por inspeção.

    b. Local da dor e da sensibilidade [na face lateral do cotovelo sobre a massa extensora (tipo lateral) ou na face medial do cotovelo sobre a massa flexora (tipo medial)] por palpação.

    c. Examinar a amplitude de movimento do cotovelo, confirmando que o cotovelo apresenta uma amplitude de movimento total.

    d. Confirmação do diagnóstico de epicondilite lateral ou medial através dos seguintes testes clínicos.

Testes para a epicondilite lateral:

Teste de 1 cadeira: indica epicondilite lateral.

Procedimento: Pede-se ao doente que levante uma cadeira. O braço deve ser estendido com o antebraço em pronação.

Avaliação: A ocorrência ou o aumento da dor sobre o epicôndilo lateral e nas origens do tendão extensor do antebraço indica epicondilite.

Teste de 2-Thomson: indica epicondilite lateral.

Procedimento: Pede-se ao doente que faça um punho e estenda o cotovelo com a mão em ligeira dorsiflexão. O examinador imobiliza o punho dorsal com uma mão e agarra o punho com a outra mão.

O doente é então solicitado a estender mais o punho contra a resistência do examinador, ou o examinador tenta pressionar o punho dorsiflexionado em flexão contra a resistência do doente.

Avaliação: A dor intensa sobre o epicôndilo lateral e no compartimento extensor lateral sugere fortemente uma epicondilite lateral **(Buckup K 2004).**

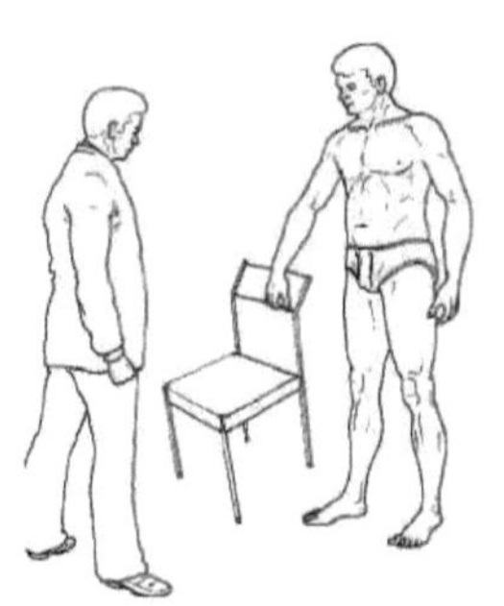
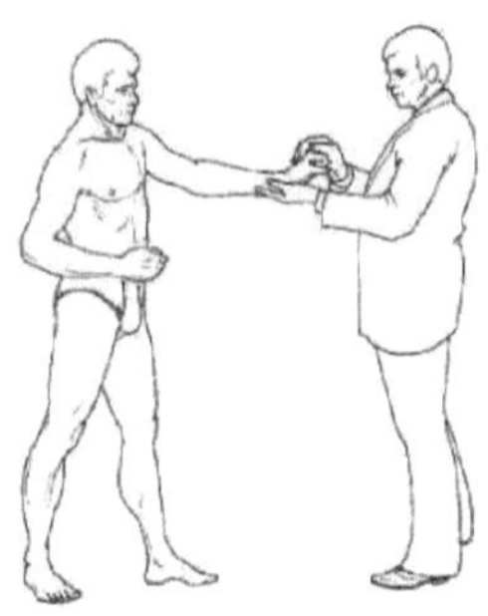

Fig (17): mostra os ensaios da cadeira e de Thomson (Buckup k 2004).

3- Teste de Mill: indica epicondilite lateral.

Procedimento: O doente está de pé. O braço está ligeiramente pronado com o pulso ligeiramente dorsiflexionado e o cotovelo fletido. Com uma mão, o examinador agarra o cotovelo do doente enquanto a outra se apoia na face lateral do antebraço distal ou agarra o antebraço. O doente é então solicitado a supinar o antebraço contra a resistência da mão do examinador.

Avaliação: A dor sobre o epicôndilo lateral e/ou nos extensores laterais sugere epicondilite. **(Buckup k 2004).**

4- Teste de Cozen: indica epicondilite lateral.

Procedimento: O doente está sentado para o exame. O examinador imobiliza o cotovelo com uma mão, enquanto a outra mão repousa sobre o dorso do punho do paciente. Pede-se então ao doente que faça uma dorsiflexão do punho contra a resistência da mão do examinador. Em alternativa, o examinador pode tentar pressionar o punho, que o doente segura com o pulso firmemente estendido, em flexão contra a resistência do doente.

Avaliação: A dor localizada no epicôndilo lateral do úmero ou a dor no compartimento extensor lateral sugerem epicondilite. **(Buckup k 2004)**

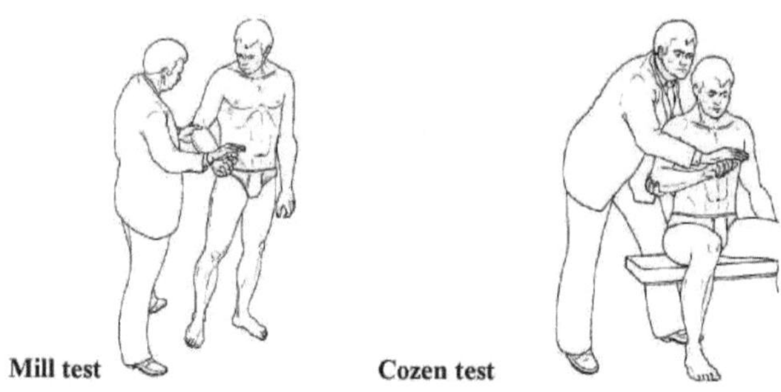

Fig (18): Mostra os ensaios de Mill e Cozen (Buckup k 2004).

Testes para epicondilite medial: Teste de 5-Reverso de Cozen: Indica epicondilite medial.

Procedimento: O doente está sentado. O examinador palpa o epicôndilo medial com uma mão enquanto a outra mão repousa sobre o pulso do antebraço supinado do paciente. O doente tenta fletir a mão estendida contra a resistência da mão do examinador sobre o pulso.

Avaliação: Os flexores do antebraço e da mão e o pronador redondo têm as suas origens no epicôndilo medial. A dor aguda e lancinante sobre o epicôndilo medial sugere epicondilite medial.

Neste teste, é particularmente importante estabilizar o cotovelo.

Caso contrário, um movimento de evitamento forçado ou de pronação pode agravar uma síndrome de compressão na musculatura pronadora (síndrome do compartimento pronador). **(Buckup k 2004)**

Teste de Cozen invertido:

a posição inicial, b flexão do pulso contra a resistência da mão do examinador

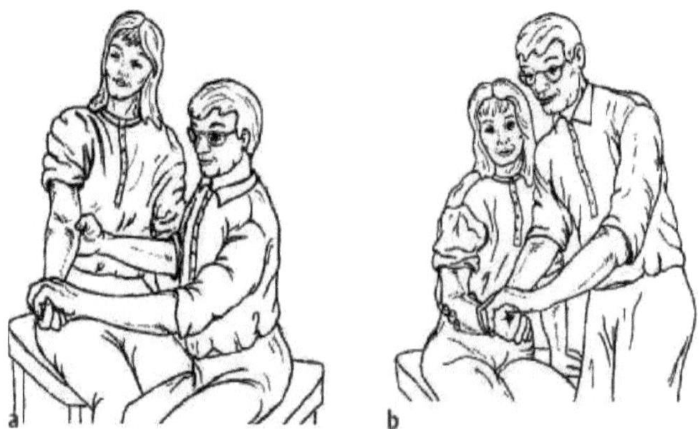

Fig (19): Mostra o teste de Cozen invertido (Buckup k 2004).

6-Sinal do cotovelo de golfista: indica epicondilite medial.

Procedimento: O paciente flexiona o cotovelo e a mão. O examinador agarra a mão do doente e imobiliza o braço com a outra mão. Pede-se então ao doente que estenda o cotovelo contra a resistência da mão do examinador.

Avaliação: A dor sobre o epicôndilo medial sugere uma patologia epicondilar (cotovelo de golfista). **(Buckup k 2004)**

7-Teste de extensão do antebraço: indica epicondilite medial.

Procedimento: O doente sentado flecte o cotovelo e mantém o antebraço em supinação enquanto o examinador agarra o antebraço distal do doente.

O doente tenta então estender o cotovelo contra a resistência da mão do examinador.

Avaliação: A dor sobre o epicôndilo medial e sobre as origens dos flexores do antebraço sugere uma patologia epicondilar. **(Buckup k 2004).**

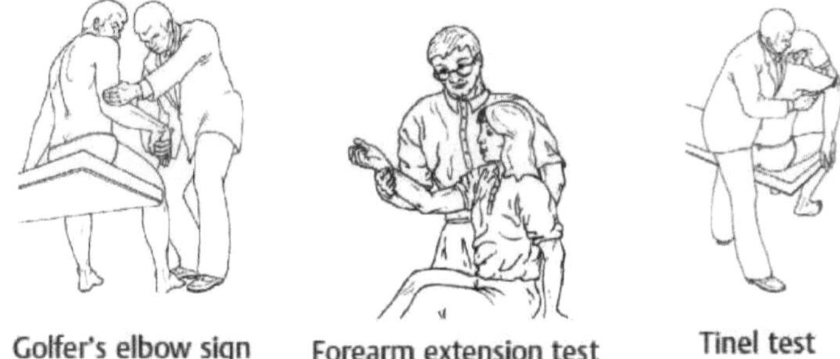

Fig (20): mostra o sinal do cotovelo de golfista, o teste de extensão do antebraço e o teste de Tinel (Buckup k 2004).

<u>**-Testes de síndrome de** compressão</u>:

-Teste de Tinel: Sinal de síndroma do túnel cubital.

Procedimento: O doente está sentado. O examinador agarra os braços do doente e bate suavemente na ranhura do nervo ulnar com um martelo de reflexos.

Avaliação: O nervo ulnar passa através de um sulco ósseo posterior ao epicôndilo medial. Devido à sua posição relativamente superficial, as lesões por compressão são comuns. A lesão, a tração, a inflamação, a cicatrização ou a compressão crónica são as causas mais comuns de lesão do nervo ulnar.

A dor provocada por uma ligeira pancada no sulco do nervo ulnar sugere uma neuropatia de compressão crónica.

Neste teste, deve ter-se o cuidado de não bater com demasiada força no nervo, pois uma batida forte provoca dor mesmo num nervo normal. É de notar, também, que as pancadas repetidas podem lesionar o nervo. **(Buckup k 2004)**

3. Gravidade da dor durante o exame numa escala de 0-10 cm [escala visual analógica (EVA)] em que:

   0 ----------- > sem queixa

   10 ----------- > queixa grave

Foi pedido aos doentes que escolhessem uma das opções da escala.

4. Gravidade da dor durante o dia (durante o repouso e as actividades diárias) numa escala de 0-10 cm [avaliação global do doente].
   (Struijs et al, 2003)

5. Medição do aperto de mão com um dinamómetro [(a unidade é PSI (pound square inch)] dos seguintes elementos

i. *Força de preensão máxima do lado do som:*

O doente segura a braçadeira do dinamómetro de preensão manual com a mão sã enquanto estende completamente o cotovelo. O paciente pressiona a braçadeira tentando realizar a força de contração voluntária máxima.

ii. *Força de preensão máxima no lado afetado:*

Utilizando a mesma técnica, o paciente pressiona a braçadeira tentando realizar a força de contração voluntária máxima, tendo em consideração que se o paciente se queixar de dor no cotovelo antes de atingir a força de preensão máxima, será instruído a continuar.

iii. *Força de preensão sem dor no lado afetado:*

A força de preensão sem dor é uma medida da força de preensão necessária para produzir o início da dor **(Smidt et al., 2002)**. O doente manuseia a braçadeira com a mão do lado afetado enquanto estende totalmente o cotovelo. De seguida, pressiona a braçadeira gradualmente até atingir a força de preensão que induz o início da dor no cotovelo.

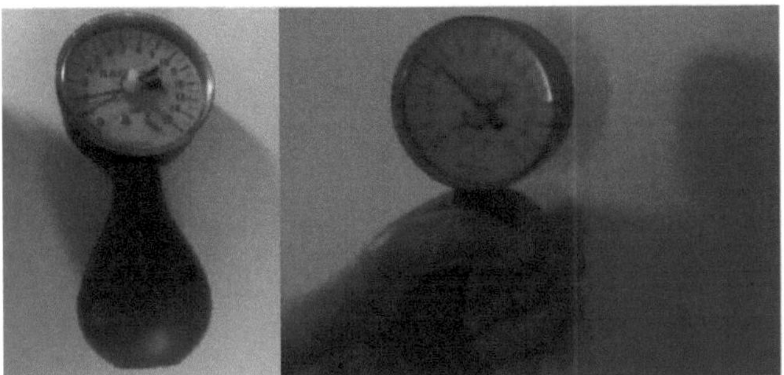

Figs (21 e 22): Mostra o dinamómetro utilizado, e um paciente a tentar obter a força máxima de preensão.

6. Exames laboratoriais de rotina:

   a. ESR utilizando a técnica de Western blot.

   b. Açúcar no sangue em jejum e pós-prandial.

   c. Ácido úrico sérico.

7. A ecografia de diagnóstico foi realizada na avaliação inicial e após o programa de tratamento para todos os doentes, utilizando equipamento de alta resolução, através de um transdutor linear de alta frequência (10 MHZ) (LOGIQ 500 pro series, GE medical systems, Alemanha) (Fig. 23). Foi aplicada uma quantidade adequada de gel de ultra-sons entre o transdutor e a parte examinada do cotovelo.

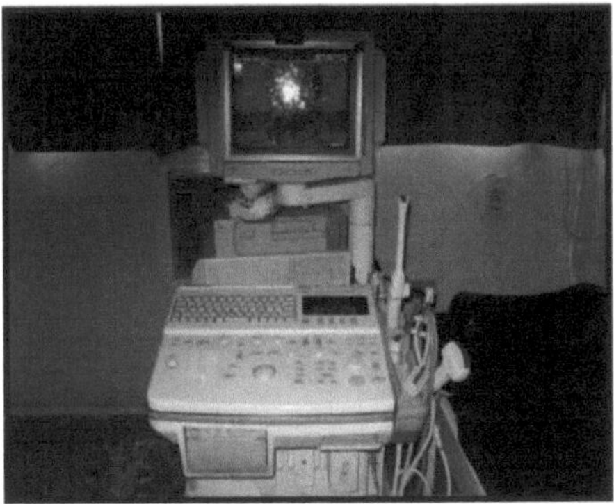

Fig (23): Aparelho de ultra-sons (série LOGIQ 500 pro).

A ultrassonografia é realizada para confirmar o exame clínico, se possível, detectando quaisquer alterações patológicas, por exemplo, tendinopatia, microtearas, ou mesmo quaisquer alterações na textura ecográfica da origem extensora comum na epicondilite lateral ou da origem flexora comum na epicondilite medial. **(Connell et al., 2001 e Park et al., 2008)**

Os doentes receberam iontoforese com uma solução de dexametasona (DXM) a 0,4%. Foi utilizada corrente galvânica (Myomed 932 Enraf, Países Baixos), eléctrodos de borracha e almofadas esponjosas espessas para a transferência de iões. O Myomed 932 é uma unidade completa para feedback EMG, feedback de pressão, eletroterapia e eletrodiagnóstico (Fig. 24). A seleção do grupo de iontoforese foi feita utilizando corrente contínua (galvânica).

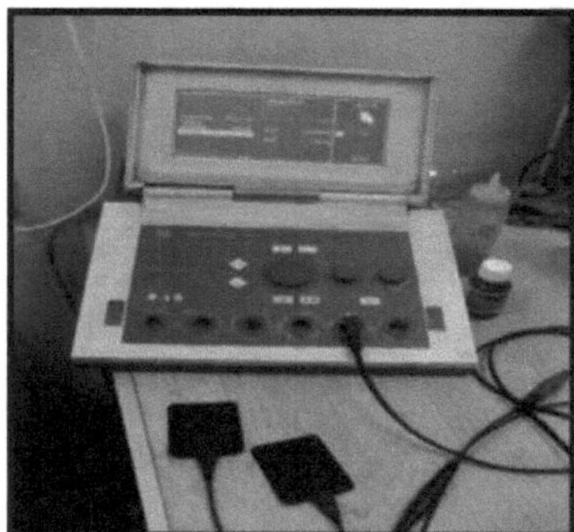

Fig (24): Myomed 932 (Enraf, Países Baixos)

A solução de DXM a 0,4% foi preparada dissolvendo o fosfato sódico de dexametasona 4mg/ml em 1000 ml de água esterilizada e depois conservada num recipiente esterilizado.

Os pensos utilizados eram de material absorvente adequado (esponja) para reter a solução.

Passos para a iontoforese de fosfato de sódio de dexametasona:

1) Preparação do doente:

   - Explicar ao doente a natureza do tratamento, bem como a ligeira sensação de picadas que será sentida.

   -O doente foi instruído a comunicar imediatamente qualquer aumento da sensibilidade local ou qualquer sensação dolorosa para evitar queimaduras químicas. A pele foi limpa com um toalhete com álcool.

2) Foi previsto um circuito completo para produzir uma densidade de corrente uniforme em toda a zona da pele a tratar. Isto foi obtido através da utilização de 2 eléctrodos, um elétrodo ativo sobre o local de interesse terapêutico, enquanto o outro era o elétrodo dispersivo ou indiferente.

3) O fosfato sódico de dexametasona foi adicionado à almofada de distribuição que estava ligada ao elétrodo negativo (cátodo) para repelir os iões de DXM carregados negativamente através da

pele para o tecido subjacente **(Gurney e Wascher, 2008).**

4) O elétrodo ativo (elétrodo negativo) (cátodo) humedecido com uma solução de DXM a 0,4% foi colocado longitudinalmente sobre a zona de dor máxima (epicôndilo lateral ou medial), como na **fig. 25**

5) A almofada de amortecimento foi colocada acima da área de tratamento, sobre o braço ou o antebraço, e foi ligada ao elétrodo positivo (ânodo) **(Nirschel et al., 2003).**

6) Os eléctrodos foram fixados com ligaduras de borracha para garantir uma pressão uniforme em toda a área da almofada e, consequentemente, uma densidade de corrente uniforme.

7) O gerador foi ligado, o tempo foi ajustado para 20 minutos e a amplitude foi aumentada lentamente até o paciente sentir uma sensação de formigueiro ou picada. Foi aplicada uma corrente de até 4 mA, dependendo da sensibilidade de cada paciente, durante 20 minutos **(Osborne e Allison, 2006).**

8) No final do tratamento, o Myomed 932 colocou automaticamente o gerador de corrente a 0 e, em seguida, os eléctrodos foram desligados do doente.

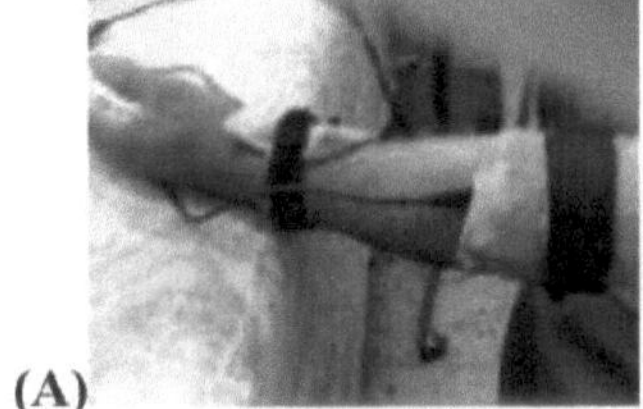
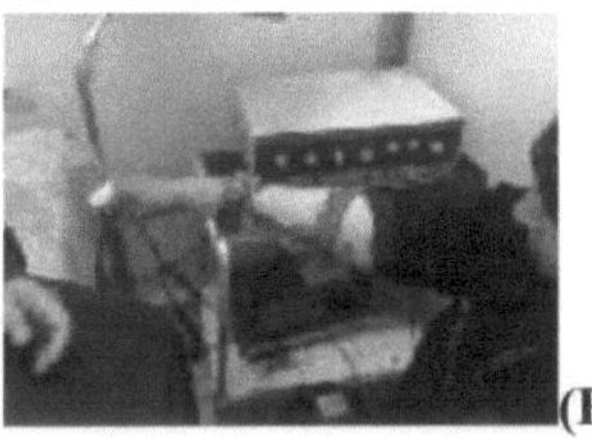

Figs 25(A, B): Aplicação dos eléctrodos tipo lateral (A) e tipo medial (B).

Os pacientes receberam 6 sessões em dias alternados durante 2 semanas.

Foram tomadas precauções durante a iontoforese para evitar possíveis complicações registadas:

A. A almofada utilizada era suficientemente espessa, com pelo menos 1 cm de espessura para conter água ou solução suficiente, e mais larga do que o elétrodo, a fim de reduzir a probabilidade de o elétrodo nu tocar na pele, o que pode provocar queimaduras, e foi ligeiramente comprimida, para garantir que mantém um bom contacto com a superfície irregular da pele.

B. Humedecer corretamente os pensos com a solução.

C. Assegurar a regulação da polaridade e do tipo de corrente utilizada.

D. Ao aplicar a corrente, era essencial aumentar a intensidade lentamente e nunca ligar ou desligar com o controlo de intensidade acima de zero, pois isso pode causar uma estimulação sensorial e motora abrupta.

E. Em qualquer altura, se a irritação da pele ou a sensação de ardor fosse comunicada pelo doente ou observada por inspeção, o gerador era desligado e a pele era examinada.

os pacientes foram examinados e reavaliados após o final do programa de tratamento.

- *Foram reavaliados* os *seguintes pontos*

1. Exame clínico com recurso aos testes clínicos anteriormente referidos.

2. Gravidade da dor numa escala de 0-10 cm [escala visual analógica (EVA)].

3. Avaliação global do doente numa escala de 0-10 cm.

4. Medição do punho.

5. A ecografia diagnóstica é realizada para revelar quaisquer alterações que se correlacionem com a reavaliação clínica e que ajudem a determinar o prognóstico.

Gestão e análise de dados:

Os resultados e os dados recolhidos foram revistos; codificados, tabulados e a análise adequada foi efectuada utilizando o SPSS 17 para Windows (pacote estatístico para as ciências sociais).

i. Estatísticas descritivas:

1. Média.

2. Desvio padrão (± DP).

3. Valores mínimos e máximos (intervalo) para dados numéricos.

4. Frequência e percentagem de dados não numéricos.

ii. Estatística analítica:

1. O teste T de Student foi utilizado para avaliar a significância estatística da diferença entre as médias de dois grupos de estudo num estudo que envolveu amostras independentes.

2. Foi utilizado o teste t emparelhado para avaliar a significância estatística da diferença entre duas médias medidas duas vezes para o mesmo grupo de estudo.

3. O teste de McNemar foi utilizado para avaliar a significância estatística da diferença entre dados binários medidos duas vezes para um único grupo de estudo.

4. O teste do qui-quadrado X2 foi utilizado para examinar a relação entre duas variáveis qualitativas.

5. Análise de correlação (utilizando o método de Pearson): Para avaliar a força de associação entre duas variáveis quantitativas. O coeficiente de correlação, denotado simbolicamente por "r", define a força e a direção da relação linear entre duas variáveis.

- Valor P: nível de significância

- $P>0,05$: Não significativo (NS).

- $P< 0,05$: Significativo (S).

- $P<0,001$: Altamente significativo (HS).

CAPÍTULO 4

Resultados

O nosso estudo incluiu 25 doentes, 15 do sexo feminino (60%) e 10 do sexo masculino (40%). Oito deles eram donas de casa, doze eram profissionais e cinco eram trabalhadores. As suas idades variavam éntre os 18 e os 65 anos, com uma média de 44,52 ± 11,9 anos. Os doentes queixavam-se de epicondilite (medial ou lateral) que durava há pelo menos duas semanas. A duração da doença variou de 2 a 16 semanas, com uma média de 6,28 ± 3,8 semanas, como se pode ver nas **tabelas 1 e 2.**

Tabela (1): Mostra a distribuição do género no nosso estudo.

Gender	Frequency	Percent
Female	15	60%
Male	10	40%
Total	25	100%

Tabela (2): Mostra a descrição da idade e da duração da doença nos nossos doentes.

	Minimum	Maximum	Mean±SD
Age (years)	18	65	44.52±11.9
disease duration(weeks)	2	16	6.28± 3.8

Dos 25 doentes, 19 doentes (76%) tinham epicondilite lateral; 11 doentes (44%) tinham epicondilite lateral direita e 8 doentes (32%) tinham epicondilite lateral esquerda, enquanto 6 doentes tinham epicondilite medial; distribuídos por 4 doentes (16%) com epicondilite medial direita e 2 doentes (8%) com epicondilite medial esquerda, como se pode ver na **tabela 3.**

Tabela (3): Mostra a percentagem do local e do tipo de epicondilite que afecta os nossos doentes

	Lesion_site		Total
	Right	Left	
Lateral epicondylitis	11 (44%)	8 (32%)	19 (76%)
Medial epicondylitis	4 (16%)	2 (8%)	6 (24%)
Total	15 (60.0%)	10 (40.0%)	25 (100%)

O estudo também incluiu 14 pessoas saudáveis que serviram de grupo de controlo, com idade e sexo semelhantes aos dos doentes. A idade média do grupo de controlo foi de 43,21±10,23 anos.

Ao exame, todos os nossos doentes apresentavam uma ADM livre do cotovelo. Os resultados dos testes clínicos são apresentados na **tabela 4.**

Tabela (4): Dados do exame com testes clínicos

Clinical tests	Positive		Negative	
	Number	Percent	Number	Percent
lateral epicondylitis tests	19	76%	6	24%
Medial epicondylitis tests	6	24%	19	76%
Total	25	100%	25	100%

Antes do tratamento por iontoforese com DXM:

Os resultados dos nossos doentes mostraram que a EVA durante o exame variou de 2 a 10, com uma média de 5,92±1,86, a avaliação global do doente variou de 4 a 10, com uma média de 7,72±1,48, a força de preensão da mão do lado sadio variou de 12 a 15 psi, com uma média de 13.36±0,86, a força máxima de preensão (MGF) da mão afetada variou entre 8 e 13 psi com uma média de 10,84±1,43, a força de preensão sem dor (PFGF) da mão afetada variou entre 6 e 12 psi com uma média de 8,72±1,59, como se pode ver na **tabela 5.** A avaliação dos nossos controlos revelou dados normais através de testes clínicos e EVA, medidas de preensão da mão (variando de 12 a 15 com uma média de 13,50±0,76).

Tabela (5): mostra os resultados da EVA, da avaliação global do doente e das medições da força de preensão dos doentes antes do tratamento:

	Minimum	maximum	Mean ±SD
VAS_ (cm)	2	10	5.92±1.186
Patient global assessment (cm)	4	10	7.72±1.48
Grip S (PSI)	12	15	13.36±0.86
MGF (psi)	8	13	10.84±1.43
PFGF (psi)	6	12	8.72±1.59

EVA: Escala visual analógica.

Grip S: força de preensão do lado do som

MGF: força máxima de preensão do lado afetado

PFGF: força de preensão sem dor do lado afetado

A comparação entre o grupo de doentes e o grupo de controlo, no que diz respeito às medições da força de preensão no lado sadio, do FGM no lado afetado e do FGPF no lado afetado, não revelou qualquer diferença significativa relativamente às medições da força de preensão no lado sadio. No entanto, foi registada uma diferença altamente significativa entre as medições do FGM no lado afetado e do PFGF dos doentes e a preensão manual dos controlos, como se pode ver na **tabela 6**

Tabela (6): Correlação entre as medidas de preensão manual dos doentes e a preensão manual do grupo de controlo

The patients	The controls	Pearson correlation (r)	p	*Sig.*
Grip S	*controls*	.508	.615	*NS*
MGF	*Grip force*	7.570	*0.000*	*HS*
PFGF		12.643	*0.000*	*HS*

Grip S: força de preensão do lado do som

MGF: força máxima de preensão do lado afetado

PFGF: força de preensão sem dor do lado afetado

Durante o exame ultrassonográfico dos controlos e do lado não afetado dos doentes, não foram detectados quaisquer achados ultra-sonográficos anormais subclínicos da origem extensora comum (CEO) ou da origem flexora comum (CFO).

Dos 6 doentes que sofriam de epicondilite medial, 5 doentes (83,3%) apresentavam anomalias ultra-sonográficas na origem do flexor comum, enquanto apenas 6 doentes (31,6%) dos 19 doentes com epicondilite lateral foram considerados anormais na ultrassonografia. Ou seja, 11 doentes (44%) do total de 25 doentes com epicondilite, como se pode ver nas **tabelas 7, 8**

Tabela (7): Comparação entre os dois tipos em relação aos achados ultra-sonográficos antes do programa de tratamento:

	Sonographic findings		
	Negative	positive	Total
Lateral epicondylitis	13 (69.4%)	6 (31.6%)	19 (100%)
Medial epicondylitis	1 (16.7%)	5 (83.3%)	6 (100%)
Total	14 (56%)	11 (44%)	25 (100.0%)

Tabela (8): Detalhes dos achados ultra-sonográficos em nossos pacientes antes do tratamento:

	Sonographic findings			Total
	moderate tendinopathy	mild tendinopathy	Partial tear	
Lateral epicondylitis	3 (12%)	2 (8%)	1 (4%)	6 (24%)
Medial epicondylitis	5 (20%)	0 (0%)	0 (0%)	5 (20%)
Total	8 (32%)	2(8%)	1 (4%)	11 (44%)

Uma imagem ecográfica do CEO esquerdo de uma mulher saudável de 45 anos revela uma textura normal do tendão.

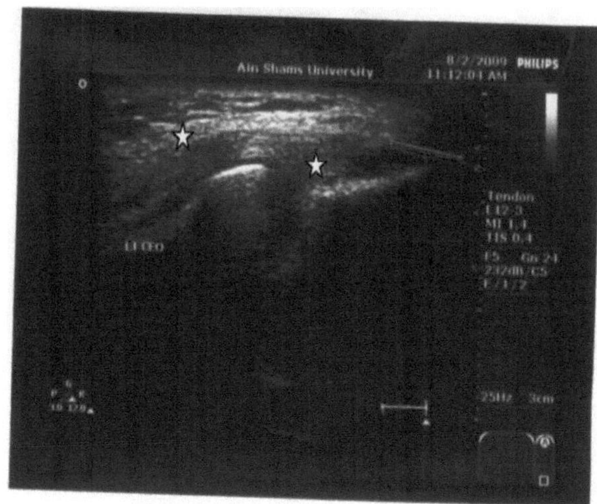

Imagem (1-1): Mostra o CEO esquerdo (área entre as estrelas) de uma pessoa assintomática com textura ecoica normal

Uma imagem ecográfica mostra um CFO normal de ambos os cotovelos numa dona de casa assintomática de 38 anos de idade.

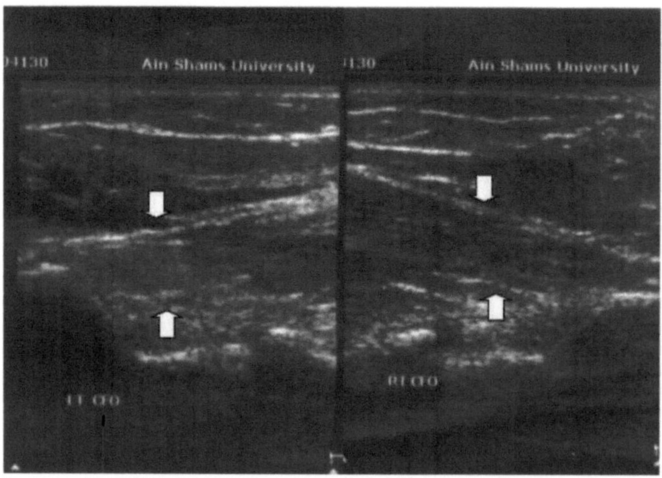

Imagem (1-2): Mostra a textura normal do CFO em ambos os cotovelos caracterizada por uma aparência homogénea.

Exemplo de um carpinteiro de 27 anos de idade com um quadro clínico de cotovelo de tenista direito de 6 semanas, encontrado livre por exame ecográfico

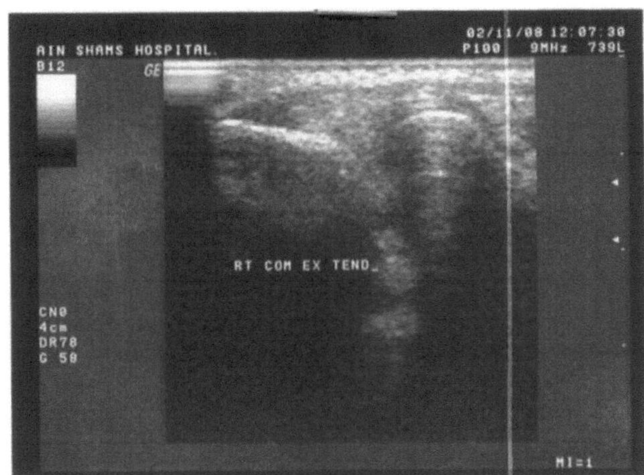

Imagem (1-3): Achados normais do CEO direito, sem sinais de degeneração, embora o doente se queixe.

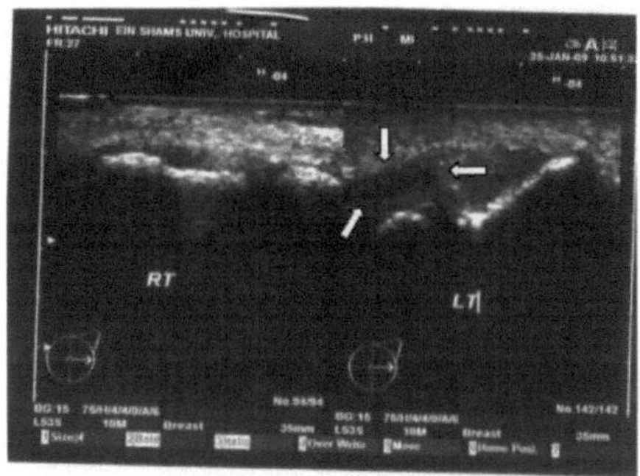

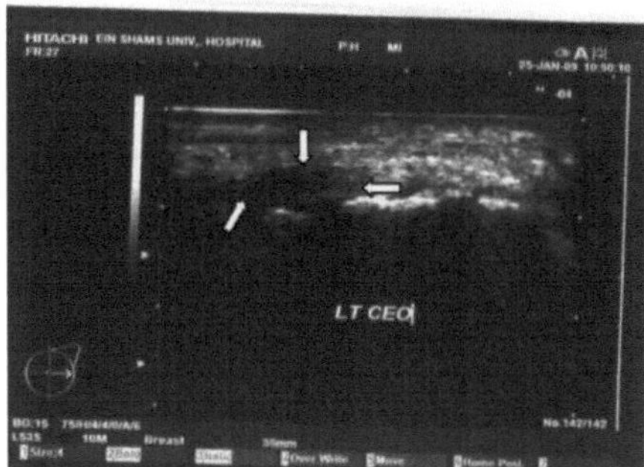

Imagem (1-4): Mostra a hipoecogenicidade do CEO esquerdo em comparação com o CEO direito normal num doente de 55 anos com epicondilite lateral esquerda (antes do tratamento). É também mostrada uma imagem mais focada do CEO esquerdo. As setas apontam para a área hipoecogénica que se assemelha a uma alteração degenerativa

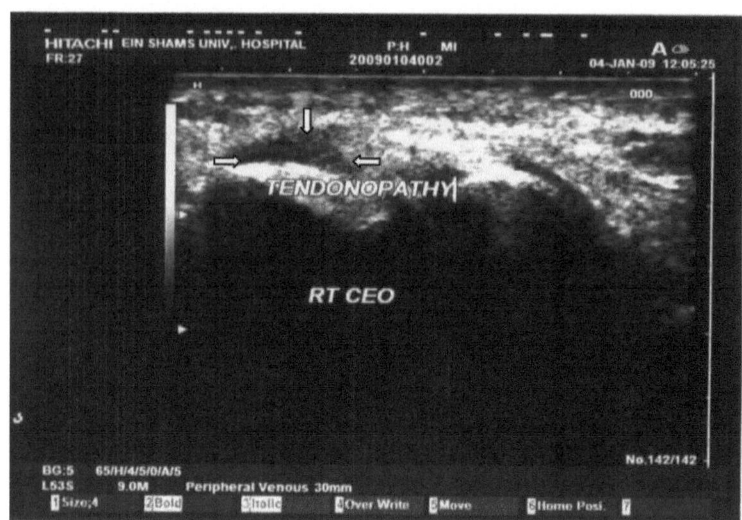

Imagem (1-5): Mostra a tendinopatia do CEO numa queixa de uma dona de casa de 56 anos (antes do tratamento). As setas apontam para a textura hipoecogénica do CEO direito, que se assemelha a tendinopatia degenerativa.

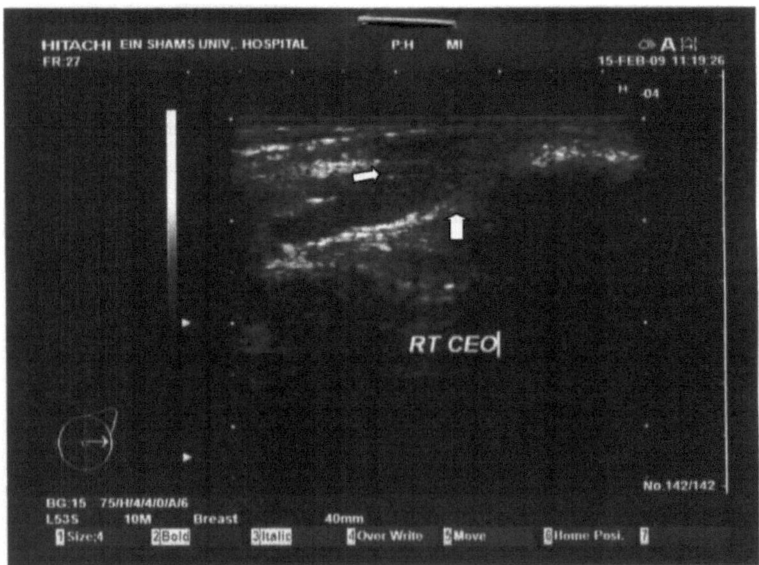

Imagem (1-6): Mostra o CEO direito de uma secretária de 20 anos com a VAS mais elevada medida durante o exame. As setas apontam para uma área anecóica que se assemelha a uma laceração parcial no CEO direito

Reavaliação dos doentes após tratamento com iontoforese de DXM:

Após o tratamento com iontoforese de DXM, 24 pacientes (96%) apresentaram graus variados de melhoria e apenas um paciente (4%) não respondeu ao tratamento. Ao reexaminar os doentes com base em testes clínicos, 11 (57,8%) dos 19 doentes sofriam de cotovelo de tenista e todos os 6 doentes com cotovelo de golfista ficaram livres ao exame clínico.

Tabela (9): Comparação entre os testes clínicos antes e depois do tratamento utilizando os testes crosstab e qui-quadrado

Item		Before No. (%)	After No %	T	P	Sig.
Chair test	+ ve	19 (76%)	8 (32%)	1.2	.001	S
Thomson test	+ ve	19 (76%)	1 (4%)	0.85	0.000	HS
Mill test	+ ve	19 (76%)	1 (4%)	0.85	0.000	HS
Cozen test	+ ve	19 (76%)	1 (4%)	0.85	0.000	HS
Reverse cozen test	+ ve	6 (24%)	0 (0%)	0.7	0.000	HS
Golfer's test	+ ve	6 (24%)	0 (0%)	0.7	0.000	HS
Forearm ext. test	+ ve	6 (24%)	0 (0%)	0.7	0.000	HS

Comparámos a intensidade da dor utilizando a EVA, a avaliação global do paciente e as medições da força de preensão em pacientes antes e depois do tratamento com iontoforese utilizando o teste t-pareado. A alteração da intensidade da dor, a FGM do lado afetado após receber o programa de tratamento foi estatisticamente significativa (p <0,05), enquanto a alteração da FPGF após receber o programa de tratamento foi estatisticamente muito significativa (p <0,001), como mostra **a tabela 10.**

Tabela 10: Comparação entre a EVA, a avaliação global do doente e as medições da força de preensão antes e depois do tratamento nos doentes.

Item	Before treatment mean $\pm$ SD	After treatment mean $\pm$ SD	T	P	Sig.
VAS (cm)	5.92 $\pm$ 1.869	0.80 $\pm$ 1.500	17.286	0.001	S

Patient global assessment (cm)	7.72 $\pm$ 1.487	1.52 $\pm$ 1.896	20.294	0.001	S
Grip S (PSI)	13.36 $\pm$ 0.860	13.36 $\pm$ 0.860	1.000	0.327	NS
MGF (PSI)	10.84 $\pm$ 1.434	13.32 $\pm$ 0.945	11.047	0.001	S
PFGF (PSI)	8.72 + 1.595	12.32 + 1.626	14.697	0.000	HS

VAS: escala visual analógica. PGA: avaliação global do doente.

Força de preensão S: força de preensão do lado do som MGF: força de preensão máxima no lado afetado.

PFGF: Medição da força de preensão sem dor no lado afetado.

Fig (26): Um gráfico mostra a mudança significativa na média dos parâmetros de avaliação após o tratamento com iontoforese que foi mostrado na tabela 10:

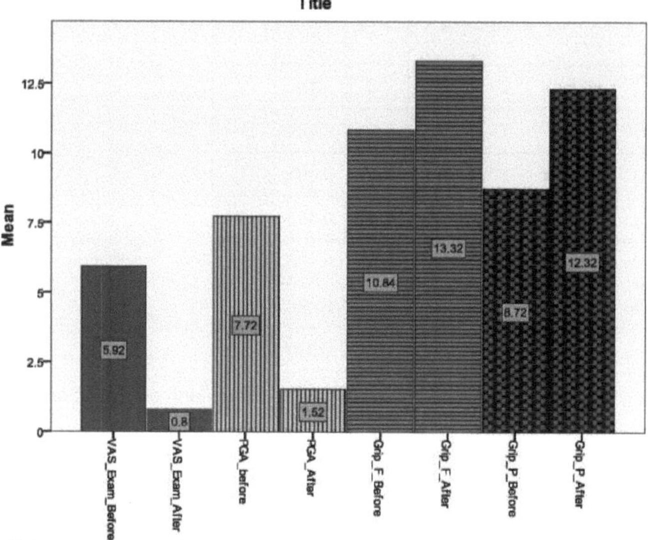

EVA: Escala visual analógica.

PGA: Avaliação global do doente

MFG: força máxima de preensão do lado afetado

PFGF: força de preensão sem dor do lado afetado

A reavaliação ultra-sonográfica após o tratamento com iontoforese mostrou os seguintes achados:

Infelizmente, 5 doentes não compareceram à reavaliação ecográfica, embora todos tenham completado as suas sessões e tenham sido reavaliados clinicamente após terem recebido o seu programa de tratamento.

Tabela (11): Achados ultra-sonográficos pós-tratamento

| | Post treatment sonographic findings | | | Total |
| | moderate tendinopathy | mild tendinopathy | Partial tear | |
	No. (%)	No. (%)	No. (%)	No. (%)
Lateral epicondylitis	0 (0%)	1 (4%)	1 (4%)	2 (8%)
Medial epicondylitis	2 (8%)	2 (8%)	0 (0%)	4 (16%)
Total	2 (8%)	3 (12%)	1 (4%)	6 (24%)

Comparámos os achados ecográficos dos doentes antes e depois do tratamento e verificámos, nos que compareceram à reavaliação, uma ligeira melhoria no caso da tendinopatia ligeira CEO e nos 2 casos de tendinopatia moderada CFO (menos áreas hipoecogénicas), tendo-se verificado a deterioração do quadro em 2 casos de tendinopatia moderada CFO que apresentavam mais áreas hipoecogénicas. Não se verificou qualquer alteração no quadro do CEO no caso de rotura parcial, embora o doente tenha melhorado clinicamente. Os efeitos secundários da iontoforese foram registados em 5 doentes, na sua maioria devido a alterações químicas que ocorreram sob as almofadas durante as sessões, sob a forma de prurido e queimaduras mínimas da pele, como se pode ver na **tabela (12).**

Tabela (12): Efeitos adversos da iotoforese nos nossos doentes

Adverse effects	Number	Percent
No side effects	20	80%
Pruritis	3	12%
Minimal burn	2	8%
Total	25	100%

Foi efectuada a correlação entre a EVA, a avaliação global do doente e as medições da força de preensão antes do tratamento com a duração da queixa através do cálculo do coeficiente de correlação de Pearson. Os resultados mostraram que existia uma correlação positiva estatisticamente significativa ($p < 0,05$) entre a EVA e a avaliação global do doente com a duração da queixa antes do programa de tratamento e uma correlação estatisticamente negativa ($p < 0,05$) entre a FGM e a PFGF do lado afetado antes do tratamento e a duração da queixa.

Tabela (13): Mostra a correlação entre a duração da queixa e os parâmetros de avaliação antes do tratamento:

Item	Duration (wk)		
	Pearson correlation (r)	p	*Sig.*
(VAS) before treatment	0.52	.007	*S*
Patient global assessment before treatment	0.50	*.010*	*S*
MGF	-.059	.002	*S*
PFGF	-0.55	.002	*S*

VAS: escala visual analógica.

PGA: Avaliação global do doente.

MGF: força máxima de preensão no lado afetado.

PFGF: Medição da força de preensão sem dor no lado afetado.

As figuras seguintes mostram a correlação entre a duração da conformidade com a EVA, a avaliação global do doente e as medições da força de preensão (antes do tratamento):

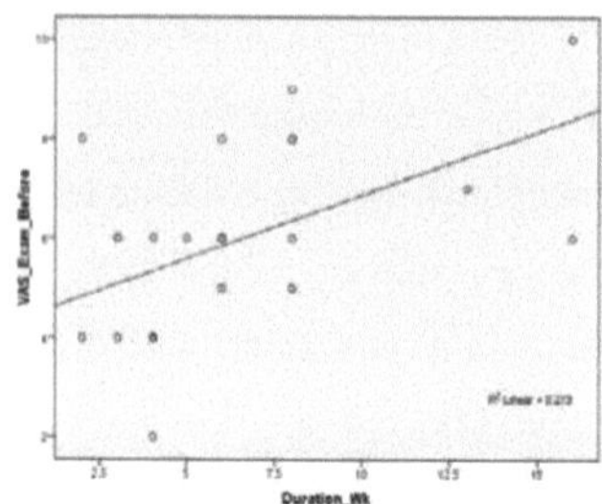

Fig (27): Mostra a correlação entre a duração da conformidade e a EVA antes do tratamento.

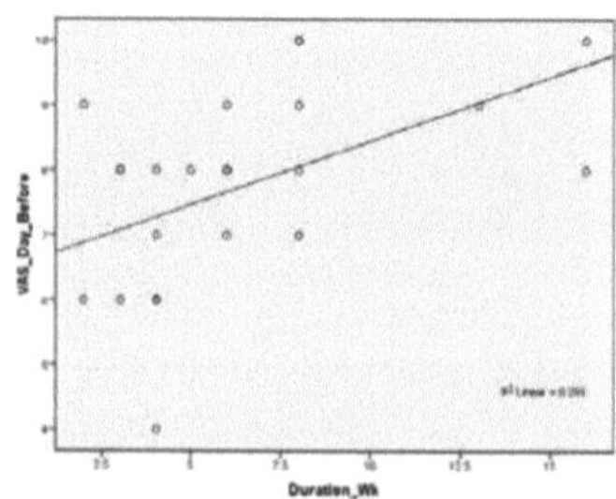

Fig (28): Mostra a correlação entre a duração da conformidade e a avaliação global do doente antes do tratamento.

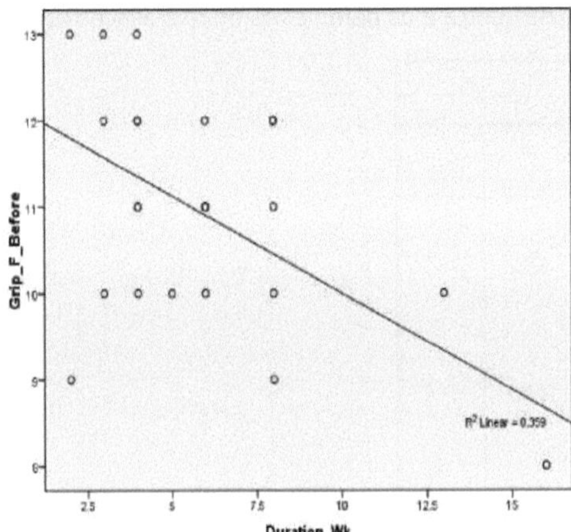

Fig(29): Mostra a correlação entre a duração da queixa e o FGM da mão afetada antes do tratamento.

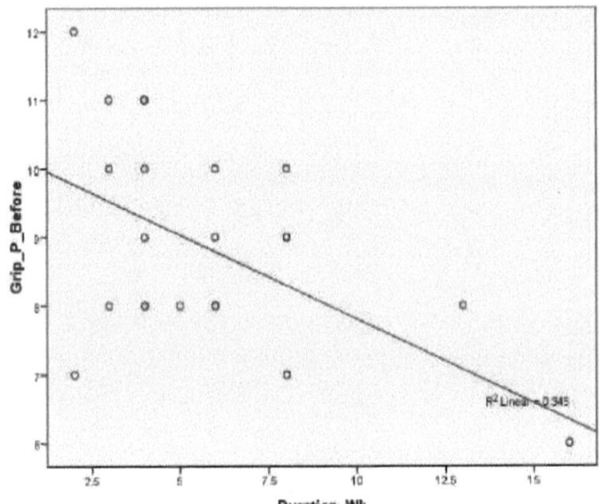

Fig(30): Mostra a correlação entre a duração da queixa e o PFGF antes do tratamento.

Foi efectuada uma correlação entre a EVA, a avaliação global do doente e a medição da força de preensão após o tratamento e a duração da queixa através do cálculo do coeficiente de correlação de Pearson.

Os resultados mostraram que houve correlação positiva altamente significativa estatisticamente (p<0,001) entre a EVA e a avaliação global do paciente após o tratamento com a duração da queixa. Correlação negativa estatisticamente significativa (p<0,05) entre o FGM do lado afetado após o tratamento e a duração e correlação negativa altamente significativa estatisticamente (p<0,001) entre o PFGF após o tratamento e a duração da queixa.

Tabela (14): Mostra a correlação entre a duração da queixa e os parâmetros de reavaliação após o tratamento:

Item	Duration (wk)		
	Pearson correlation (r)	P	*Sig.*
(VAS) after treatment	0.69	.000	*HS*
Patient global assessment after treatment	0.67	*.000*	*HS*
MGF	*-0.545*	*.005*	*S*
PFGF	*-0.699*	*.000*	*HS*

As figuras seguintes mostram a correlação entre a duração da conformidade com a EVA, a avaliação global do doente e a força de preensão (após o tratamento):

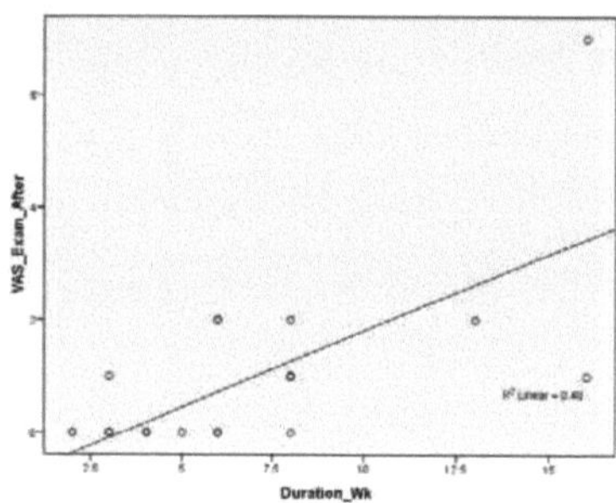

Fig (31): Mostra a correlação entre a duração da conformidade e a EVA após o tratamento.

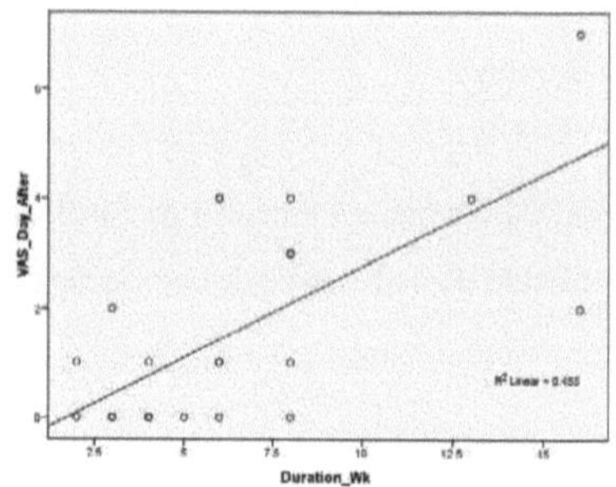

Fig (32): Mostra a correlação entre a duração da conformidade e a avaliação global do doente após o tratamento.

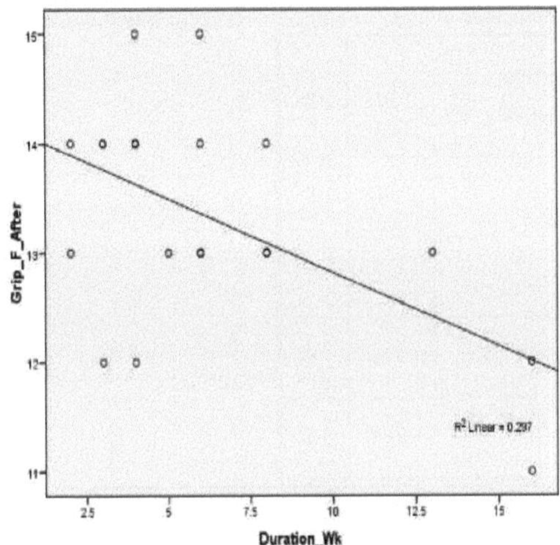

Fig(33): Mostra a correlação entre a duração da queixa e o FGM da mão afetada após o tratamento.

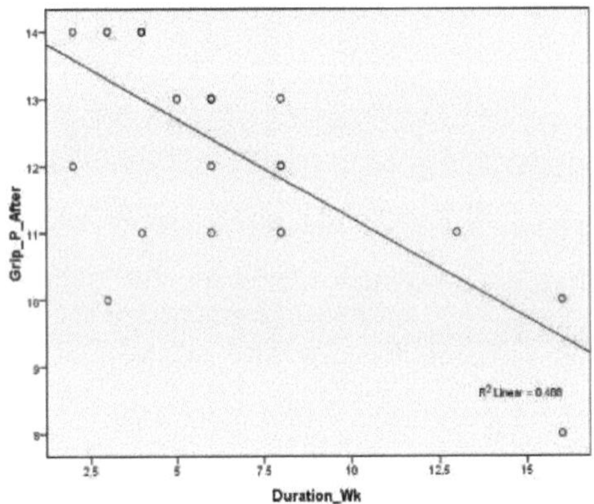

Fig (34): Mostra a correlação entre a duração da queixa e o PFGF após o tratamento.

Foi efectuada a correlação das medições da EVA, da avaliação global do doente e da força de preensão após o tratamento com os mesmos parâmetros antes do tratamento através do cálculo do coeficiente de correlação de Pearson.

Os resultados mostraram que havia uma correlação positiva estatisticamente significativa (p<0,05) entre todos os parâmetros. O PFGF apresentou uma correlação positiva estatisticamente muito significativa (p<0,001) antes e depois do tratamento, como se pode ver na **tabela 15.**

Before treatment	After treatment	Pearson correlation (r)	p	Sig.
(VAS)	(VAS)	.633	0.001	*S*
(PGA)	(PGA)	.616	*0.001*	*S*
MGF	MGF	.623	*0.001*	*S*
PFGF	PFGF	.711	*0.000*	*HS*

As figuras seguintes mostram a correlação entre cada parâmetro antes e depois do tratamento

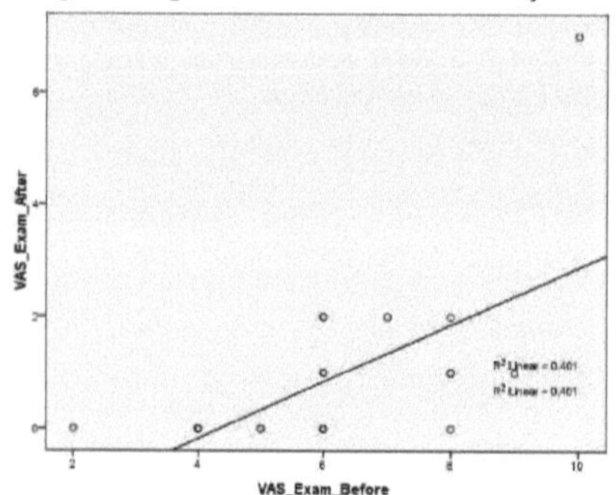

Fig (35): Mostra a correlação entre a EVA antes e depois do tratamento.

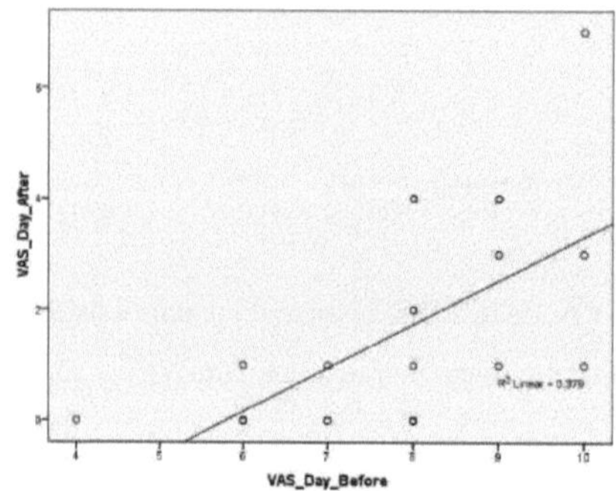

Fig (36): Mostra a correlação entre a avaliação global do doente antes e depois do tratamento

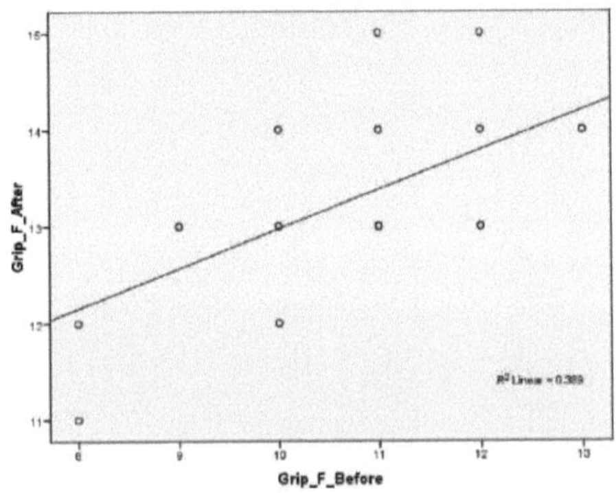

Fig (37): Mostra a correlação entre o FGM do lado afetado antes e depois do tratamento.

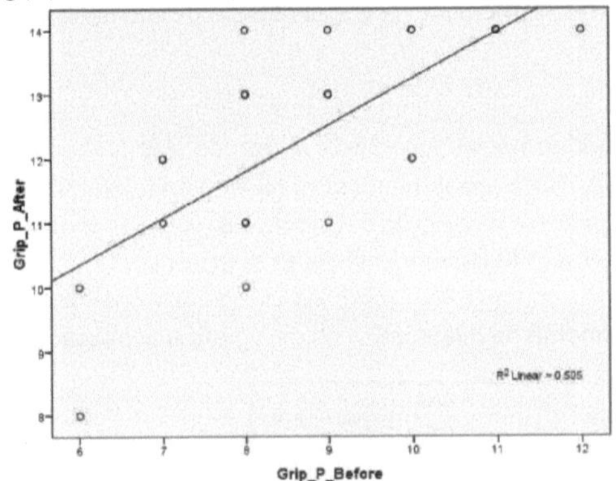

Fig (38): Mostra a correlação entre o PFGF do lado afetado antes e depois do tratamento.

A validade da ecografia como instrumento de diagnóstico objetivo para a avaliação da epicondilite em geral foi testada utilizando o teste da curva ROC. Os resultados mostraram que a US tinha 48,5% de sensibilidade com falso +ve 51,5% e 65,7% de especificidade com falso -ve 34,3% e 53% de exatidão na deteção da presença de achados anormais em doentes apresentados clinicamente com epicondilite na **tabela 16 e figura 39.**

Tabela (16): A validade da ecografia como ferramenta de diagnóstico objetiva para a avaliação da epicondilite:

	Sensitivity	Specificity	False +ve	False -ve	*Accuracy*
Presence of abnormal findings	*48 .5%*	*65.7%*	*51.5%*	*34.3%*	*53%*

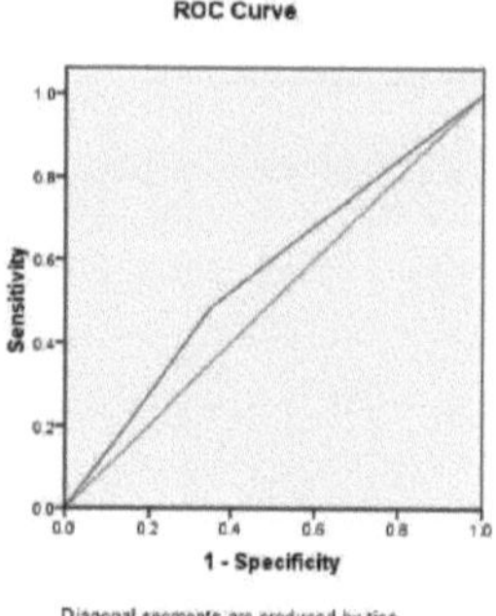

Fig (39): Curva ROC mostrando a sensibilidade e especificidade da US na deteção de anomalias em doentes com epicondilite.

A validade da ecografia na avaliação da epicondilite lateral foi testada utilizando o teste da curva ROC. Os resultados mostraram que a US tinha 48,5% de sensibilidade com falso +ve 51,5% e 65,7% de especificidade com falso -ve 34,3% e 53% de precisão na deteção da presença de achados anormais em pacientes apresentados clinicamente com epicondilite lateral na **tabela 17 & figura 40.**

Tabela (17): A validade da ecografia como ferramenta de diagnóstico objetiva para a avaliação da epicondilite lateral:

	Sensitivity	Specificity	False +ve	False -ve	Accuracy
Presence of abnormal findings	*40.5%*	*91%*	*59.5%*	*9%*	*49%*

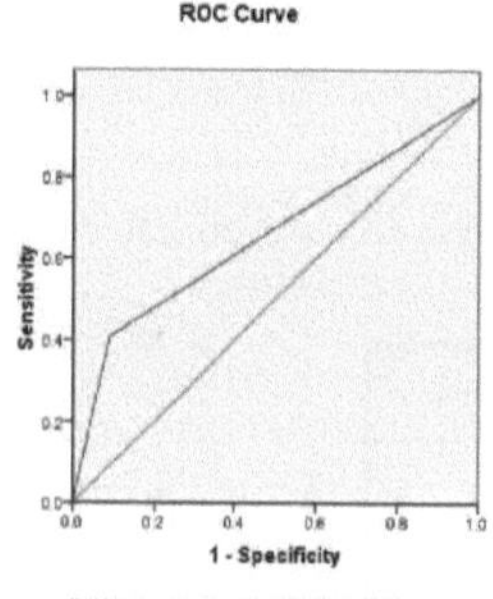

Fig. 40: Curva ROC que mostra a sensibilidade e a especificidade da US na deteção de anomalias em doentes com epicondilite lateral.

Ao testar a validade da ecografia na avaliação da epicondilite medial, utilizando o teste da curva ROC, verificou-se que a ecografia tinha 83,3% de sensibilidade com 16,6% de falsos +ve e 83,3% de especificidade com 16,6% de falsos -ve e 69% de precisão na deteção da presença de achados anormais em doentes apresentados clinicamente com epicondilite medial na **tabela 18 e na figura 41.**

Tabela (18): A validade da ecografia como ferramenta objetiva de diagnóstico para avaliação da epicondilite medial:

	Sensitivity	Specificity	False +ve	False -ve	Accuracy
Presence of abnormal findings	83.3%	83.3%	16.6%	16.6%	69%

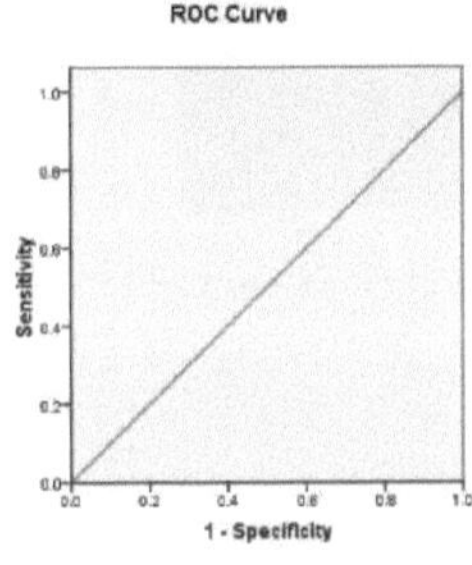

Fig (41): Curva ROC que mostra a sensibilidade e a especificidade da US na deteção de anomalias em doentes com epicondilite medial

Ultrassonografia comparativa antes e depois do tratamento:

(A)   (B)

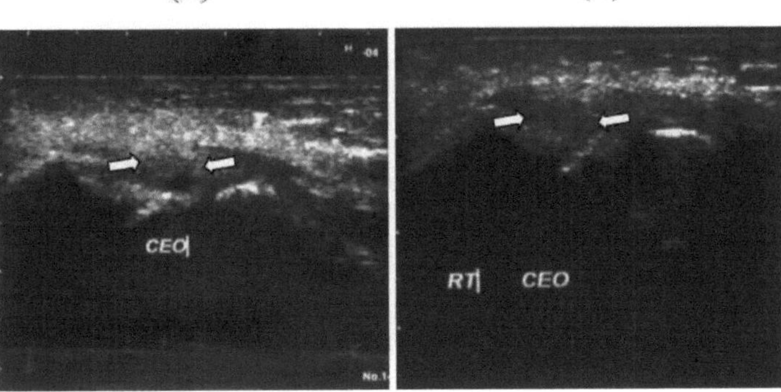

Imagem 1-7 Mostra a ligeira melhoria da hipoecogenecidade do CEO direito (a área para onde apontam as setas)

Imagem (A) antes do tratamento

Imagem (B) após o tratamento.

Esta é uma ecografia comparativa do CFO esquerdo numa dona de casa de 47 anos com queixas de epicondilite medial de 13 semanas, antes e depois do tratamento, mostrando alterações ecográficas ligeiras na textura do tendão.

(A)   (B)

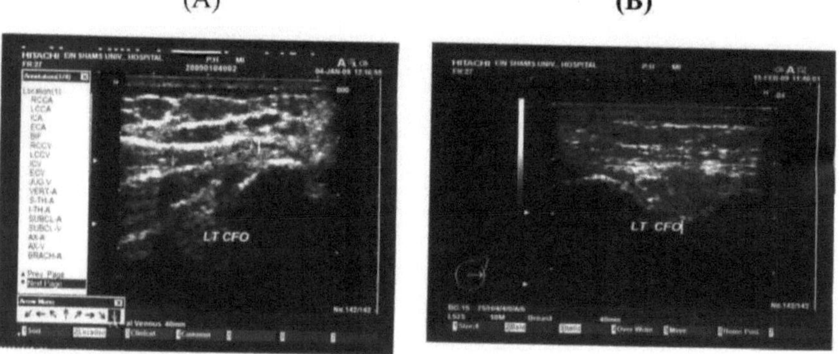

Imagem 1-8 Mostra a diferença na textura geral e no número de áreas hipoecogénicas no CFO esquerdo após o tratamento (imagem B) em comparação com o antes do tratamento (imagem A).

CAPÍTULO 5

Discussão

A tendinopatia lateral do cotovelo (TLE) ou "cotovelo de tenista" é uma doença comum com uma prevalência de pelo menos 1,7% **(Shiri et al., 2006)**. Os sintomas parecem desaparecer entre 6 e 24 meses na maioria dos doentes **(Smidt et al., 2006)**. A epicondilite medial é a causa mais comum de dor no cotovelo medial, mas é apenas 15 a 20% tão comum como a epicondilite lateral **(Gabel e Morrey2001)**.

A epicondilite é uma resposta degenerativa ou de falha de cicatrização do tendão caracterizada pela presença aumentada de fibroblastos, hiperplasia vascular e colagénio desorganizado no local da tendinose. A evidência de inflamação aguda está virtualmente ausente em todos os casos **(Nirschl 2000)**.

A ecografia da origem do extensor comum pode confirmar a suspeita clínica de epicondilite lateral e excluir outras causas de dor no cotovelo lateral. Pode fornecer informações úteis sobre a localização, a extensão e a gravidade da epicondilite lateral antes da cirurgia. **(Connell et al, 2001)**

Park et al., 2008, referiram que a ultrassonografia provou ser informativa e precisa na deteção da epicondilite medial clínica, podendo ser considerada como um método de imagem inicial para avaliar a epicondilite medial.

A iontoforese de dexametasona é utilizada como modalidade de tratamento para pacientes com várias afecções músculo-esqueléticas, sendo utilizada por **Nirschl et al., 2003** no tratamento da epicondilite.

O objetivo deste estudo foi avaliar a eficácia da iontoforese de dexametasona, como método local e não invasivo de administração de fármacos no tratamento da epicondilite lateral e medial, com base na ecografia diagnóstica quantitativa de alta resolução.

Este estudo foi efectuado em 25 doentes com queixas de epicondilites com uma duração mínima de 2 semanas. 15 pacientes (60%) eram do sexo feminino e os restantes 10 pacientes (40%) eram do sexo masculino.

Houve também 14 voluntários que serviram de grupo de controlo, emparelhados com os casos em termos de sexo e idade.

Embora a epicondilite lateral definitiva e a epicondilite medial tenham sido registadas como sendo comuns tanto nos homens como nas mulheres (**Levin et al., 2005, Shiri et al., 2006 e D'Vaz et al., 2006**), a percentagem mais elevada de mulheres que participaram no nosso estudo pode ser atribuída à maior afluência de mulheres do que de homens às nossas clínicas e ao facto de as mulheres egípcias serem conhecidas por serem mais trabalhadoras do que as outras.

A idade dos nossos doentes variou entre os 18 e os 65 anos, com uma média de 44,52 anos, o que é mais ou menos o mesmo que o estudo efectuado por **Struijs et al.** em **2003** em doentes com epicondilite lateral, uma vez que a média de idade foi de 46,9 anos, e noutro estudo efectuado por **Paungmali et al.** em **2003, em** que a média de idade foi de 48,5 anos, também **Hong et al.** em **2004**, afirmaram que a prevalência da epicondilite lateral é mais elevada no grupo etário dos 30 aos 55 anos e **Andrew e Champ**, em **2004**, afirmaram que a idade média dos doentes com epicondilite lateral é de 42 anos, assim como **Shiri et al. em 2006**, que afirmaram que a prevalência dos doentes com epicondilite atingiu o seu pico aos 45-54 anos.

Relativamente às profissões dos nossos participantes, 32% eram donas de casa, 20% eram trabalhadores manuais e 48% eram profissionais. Isto significa que a epicondilite na maioria dos nossos doentes estava associada a actividades profissionais. Isto está de acordo com **Shiri et al.** em **2006**, que descobriram que as tarefas de trabalho que exigem actividades de força ou repititivas, ou ambas, estavam associadas a um maior risco de epicondilite.

Nenhum dos nossos doentes costumava jogar ténis ou golfe. Isto pode ser explicado pela diminuição da incidência da prática de desporto no Egito.

No nosso estudo, a epicondilite afectava habitualmente o lado dominante (60% dos nossos doentes), muito provavelmente devido ao uso excessivo dos músculos do antebraço no lado dominante, que tem um papel importante na patogénese da epicondilite. Este facto está de acordo com **Saleh et al., 2005 e Smidt et al., 2006**.

Os pacientes receberam 10 sessões de iontoforese de DXM 0,4% em dias alternados durante um período de 2 semanas. Esse regime de tratamento foi de acordo com **Nirschel et al., 2003**.

Tanto os controlos como os doentes foram avaliados antes de iniciarem o programa de tratamento. A avaliação incluiu a EVA, a avaliação global do doente durante a atividade diária, a medição da força de preensão máxima do lado sadio, tanto da FGM como da FGPF do lado afetado pelo dinamómetro de preensão manual em PSI (pound sq.inch), e a avaliação ultra-sonográfica do local da queixa, quer no CEO quer no CFO.

Antes do tratamento, os nossos resultados mostraram que a média da EVA era de 5,92 ± 1,86 e a média da avaliação global do doente era de 7,72 ± 1,48, valores superiores aos resultados documentados por **Struijs et al.** em **2003, que** eram de 4,4 ± 2,8 e 6,3 ± 1,4, respetivamente. Estas diferenças podem ser atribuídas a uma maior gravidade dos nossos casos ou a um menor limiar de dor nos nossos doentes.

O FGM médio do lado afetado foi de 10,84 ± 1,43 e o FPGF médio foi de 8,72 ± 1,595, sendo estas medidas superiores às registadas por **Saleh et al.** em **2005**, que foram de 7,0 + 3,12 e 4,30 + 1,76, respetivamente. Esta discordância pode dever-se à menor gravidade dos nossos casos.

No nosso estudo, a diminuição da EVA e a avaliação global do doente após o tratamento com iontoforese foram significativas, tal como as alterações nos grupos melhorados em **Saleh et al., 2005** e **Nirschel et al., 2003.**

As alterações na força de preensão máxima (MGF) do lado afetado foram significativas e as alterações da força de preensão sem dor (PFGF) foram mesmo altamente significativas após o tratamento, o que foi semelhante aos resultados dos grupos melhorados em **Saleh et al., 2005.**

No nosso estudo, as alterações no PFGF foram mais evidentes do que as alterações que ocorreram no FGM. Isto indica que a avaliação do PFGF e a sua alteração após o regime de tratamento é mais sensível do que a do FGM.

Estes resultados estão de acordo com **Smidt et al.** em **2002**, que afirmaram que a força de preensão sem dor tinha sido considerada válida, fiável e sensível a alterações.

As alterações significativas nos parâmetros clínicos após a iontoforese de DXM, mencionadas anteriormente, demonstraram uma melhoria clínica evidente com esta linha de tratamento da epicondilite e confirmam a eficácia da iontoforese de DXM verificada quando experimentada noutras doenças, como a fasceíte plantar, conforme documentado por **Al-Gogary et al.** em **2009.**

Relativamente à utilização da ecografia de alta resolução como meio de diagnóstico, os nossos resultados mostraram a presença de achados anormais em apenas 11 doentes (44% dos casos), não tendo havido qualquer achado anormal no grupo de controlo.

Dos 6 doentes com sintomas de epicondilite medial, 5 doentes (83,3%) apresentavam achados ecográficos anormais. Todos eles apresentavam tendinopatia moderada, ao passo que apenas 6 doentes (31,6%) dos 19 doentes com sintomas de epicondilite lateral apresentavam achados ultra-sonográficos anormais, que eram tendinopatia ligeira em 2 doentes, tendinopatia moderada em 3 doentes e um doente com um quadro de rotura parcial.

Estudos de validade provaram que a sensibilidade total da ultrassonografia como método de diagnóstico na epicondilite é de 48,5%, sendo mais elevada no tipo medial (83,3%) do que no tipo lateral (40,5%) com especificidade de cerca de 65%.

Os resultados relativos à epicondilite medial não estão muito distantes dos relatados por **Park et al** em **2008**, que examinaram 46 cotovelos para avaliar o valor de diagnóstico da US na epicondilite medial, relatando que *"A **ultrassonografia mostrou** sensibilidade, especificidade, precisão, valor preditivo positivo e valor preditivo negativo para a epicondilite medial clínica de 95,2%, 92%, 93,5%, 90,9% e 95,8%, respetivamente"*. Concluindo, assim, que a ultrassonografia é informativa e precisa para a deteção de epicondilite medial clínica

Embora os resultados relativos à epicondilite lateral possam ser frustrantes, este facto pode ser explicado pelo pequeno número de doentes deste estudo em comparação com outros estudos nesta área. Outra possível explicação para a baixa sensibilidade da ecografia no diagnóstico do cotovelo de tenista pode ser a afeção relativamente ligeira dos doentes deste estudo.

Esta explicação foi também apresentada por Struijs et al em 2005 para explicar a baixa sensibilidade da ultrassonografia no diagnóstico da epicondilite lateral (75%) em comparação com os resultados de Maffulli et al em 1990 (93%). Resultados contraditórios foram também apresentados por Miller et al em 2002, que registaram uma sensibilidade de 64-82% e uma especificidade que variava entre 67% e 100% (embora avaliando apenas 10 doentes). O estudo de Connell et al, em 2001, registou uma sensibilidade de 95%.

Uma explicação para a grande diferença de sensibilidade da ecografia na deteção da epicondilite lateral e medial pode ser a dificuldade de acesso ao músculo extensor radial curto profundo, que é o mais frequentemente afetado na epicondilite lateral. De facto, a experiência do radiologista em ecografia musculoesquelética diagnóstica parece ser um fator muito importante. Esta experiência requer muita formação, um grande fluxo de doentes, que desenvolvem o sentido clínico e as competências do ecografista que o levam a detetar os achados anormais.

No nosso estudo, deparámo-nos com o problema de 5 dos 11 doentes com achados ecográficos anormais não terem regressado para reavaliação ecográfica. Assim, apenas 6 pacientes, 4 com epicondilite medial e 2 com epicondilite lateral, apresentaram achados ultra-sonográficos e foram reavaliados. A amostra tornou-se ainda mais pequena.

Verificámos que houve uma melhoria do quadro ultrassonográfico de 2 doentes com tendinopatia moderada do CFO (melhoria da hipoecogenicidade do CFO) e uma ligeira melhoria num doente com tendinopatia ligeira do CEO.

Por outro lado, 2 doentes com epicondilite medial apresentaram um agravamento do quadro ecográfico (presença de mais áreas hipoecogénicas). Estranhamente, não se verificou qualquer alteração no quadro da laceração parcial, embora o doente tenha melhorado clinicamente.

Existe uma controvérsia nos resultados que aprovam ou desaprovam a utilização da ecografia como método de prognóstico na epicondilite.

Maffulli et al. afirmaram que a ecografia pode também ter um possível valor prognóstico, dependendo das diferentes entidades patológicas apresentadas em doentes com cotovelo de tenista.

Por outro lado, **Struijs et al**, em **2005**, afirmaram que a ecografia não tem valor prognóstico para prever a eficácia de apenas uma cinta, apenas fisioterapia ou uma combinação destas estratégias em doentes com cotovelo de tenista e que não pode ser utilizada para identificar uma categoria de doentes com um prognóstico claramente favorável ou mau em geral.

Podemos concluir que a iontoforese de dexametasona pode ser considerada um método simples, fácil, seguro e eficaz para o tratamento da epicondilite. Assim, pode representar uma adição útil às opções terapêuticas disponíveis para a epicondilite.

Conclui-se também que a ultrassonografia de alta resolução tem uma sensibilidade e especificidade baixas a moderadas no diagnóstico da epicondilite. Além disso, não pode ser considerada de valor prognóstico fiável.

CAPÍTULO 6

Resumo e conclusão.

A epicondilite, quer seja do tipo medial ou lateral, é uma das afecções mais prevalentes do braço e o diagnóstico é geralmente clínico.

A ultrassonografia diagnóstica tem sido utilizada recentemente para diagnosticar a epicondilite, principalmente em casos refractários. A ultrassonografia do cotovelo pode ser utilizada para confirmar a epicondilite em doentes com dor no cotovelo. Além disso, pode fornecer informações úteis sobre a localização, a extensão e a gravidade da epicondilite antes da cirurgia

A iontoforese proporciona um meio de administração local e não invasiva de medicamentos no tratamento da epicondilite, quando comparada com a administração tradicional de um medicamento por injeção. A dexametasona é o medicamento mais utilizado com a iontoforese para tratar uma variedade de doenças do tecido conjuntivo, incluindo a epicondilite.

O presente estudo foi concebido para avaliar a eficácia da iontoforese de dexametasona no tratamento da epicondilite lateral e medial com base na ultrassonografia diagnóstica quantitativa de alta resolução.

Este estudo foi efectuado em 25 doentes com queixas de epicondilite com uma duração mínima de 2 semanas. Os doentes foram selecionados com base em critérios clínicos. Foram também utilizados 14 voluntários como grupo de controlo, que coincidiam com os casos em termos de sexo e idade.

Os doentes receberam 10 sessões de iontoforese de dexametasona a 0,4% em dias alternados durante um período de 2 semanas,

Todos os doentes foram submetidos a uma anamnese completa, a um exame clínico minucioso, à avaliação da intensidade da dor no cotovelo durante o exame, utilizando a EVA de 0-10 cm, à avaliação global do doente da intensidade da dor no cotovelo durante as actividades diárias, à medição da preensão máxima da mão do lado sadio, da preensão máxima da mão e da preensão da mão sem dor do lado afetado pelo dinamómetro de preensão da mão em PSI (pound sq.inch) e à avaliação ultra-sonográfica do local da queixa, quer no CEO quer no CFO.

A reavaliação foi efectuada após o final do programa de tratamento.

Neste estudo, a diminuição da pontuação na EVA durante o exame e a avaliação global do paciente durante as actividades diárias, bem como as alterações na força de preensão máxima (FPM) do lado afetado, foram significativas após o tratamento com iontoforese. Além disso, a alteração da força de preensão sem dor (PFGF) do lado afetado foi ainda mais significativa após o tratamento, especialmente quando comparada com estudos que utilizaram outras modalidades como a manipulação de Mill, o ultrassom terapêutico e a massagem de fricção no tratamento da epicondilite do cotovelo.

As alterações no PFGF foram mais evidentes do que as alterações que ocorreram no MGF. Isto indica que a avaliação do PFGF e a sua alteração após o regime de tratamento é mais sensível do que a do FGM.

No que diz respeito à US diagnóstica, os nossos resultados mostraram a presença de achados anormais em apenas 11 doentes (44% dos casos), não se verificando qualquer achado anormal no grupo de controlo. A melhoria da epicondilite do cotovelo após o tratamento com iontoforese, apesar de bem evidente e comprovada na reavaliação clínica, dificilmente pôde ser detectada pela ecografia.

Em conclusão

A iontoforese de dexametasona pode ser considerada um método simples, fácil, seguro e eficaz para o tratamento da epicondilite. Por conseguinte, pode representar uma adição útil às opções terapêuticas disponíveis para a epicondilite.

Relativamente à ecografia diagnóstica, concluímos que a ecografia de alta resolução tem uma especificidade moderada no diagnóstico da epicondilite, embora tenha uma sensibilidade baixa a moderada e não possa ser considerada de valor prognóstico fiável.

Recomendações

- Avaliar a incidência de recidiva da epicodilite tratada com iontoforese de dexametasona através de novos estudos que incluam um maior número de doentes e uma maior duração do acompanhamento.

- Comparar o efeito da iontoforese de dexametasona com outras modalidades como a aplicação do mesmo fármaco por fonoforese ou a injeção local de esteróides.

- Avaliar o efeito da iontoforese de dexametasona no tratamento da epicondilite em doentes diabéticos e se este método de aplicação de esteróides afecta ou não o nível de glicose no sangue.

- Avaliar o efeito da iontoforese de dexametasona no tratamento de outros tipos de tendinite, como a tendinite aquiliana, supra-espinhosa e biceptal.

CAPÍTULO 7

Referências

* **Abenhaim L, Rossignol M, Gobeille D, et al.** As consequências prognósticas na elaboração do diagnóstico médico inicial de lesões nas costas relacionadas com o trabalho. Spine **1995**; 20:791-5.

* **Al-Gogary A, Arafa M, AL-Zifzaf D, Ali A(2009):** Valor da iontoforese de dexametasona comparada com a injeção local de dexametasona no tratamento da fascite plantar. Egito Reumatol Rehab; vol.36(1).

* **Altay T, Gunal I & Ozturk H.** Tratamento de epicondilite lateral por injeção local. Clin Orthop **2001**; 398:127-30.

* **Anderson CR, Morris RL, Boeh SD, Panus PC, Sembrowich WL (2003):** Effects of iontophoresis current magnitude and duration on dexamethasone deposition and localized drug retention. Phys Ther, 83: 161-170.

* **Andrew W & Champ B(2004).** Epicondilite lateral. Clin Sports Med; 23:677-691.

* **Assendelft WJJ, Hay EM, Adshead R, et al. (1996):** Corticosteroid injections for lateral epicondylitis: a systematic overview. Br J Gen Pract; 46:209-216.

* **Baker CL & Nirschl RP. Lesão do tendão lateral:** tratamento aberto e artroscópico. In: Altchek DW, Andrews JR, editores. The athlete's elbow (O cotovelo do atleta). Philadelphia: Lippincott Williams & Wilkins; 2001. P.91-103.

* **Bar C, Bias P & Rose P.** Dexamethasonpalmitat bei akuter Epikondylitis humeriradialis. (Dexamethsonepalmitate for the treatment of tennis elbow). Dtsch Zeitscher Sportmed **1997**; 48:119-124.

* **Baskurt AK, Ozcan A, Algun C (2003):** Comparação dos efeitos da fonoforese e da iontoforese de naproxeno no tratamento da epicondilite lateral, Clin Rehabil, 17: 96-100.

* **Baumgard SH & Schwartz DR.** Libertação percutânea dos músculos epicondilares para a epicondilite do úmero. AMJ Sports Med **1982**; 10:233-6.

* **Bjordal J M, Lopes-Martins R A, Joensen J, Couppe C, Ljunggren A E, Stergioulas A, e Johnson M I:** A systematic review with procedural assessments and meta-analysis of Low Level Laser Therapy in lateral elbow tendinopathy (tennis elbow). BMC

Musculoskelet Disord. 2008; 9: 75

- **Bosworth DM**. O papel do ligamento orbicular no cotovelo de tenista. J Bone Joint Surg **1955**; 37A:527-33.

- **Boyd HB & McLoed AC**. Cotovelo de tenista. J Bone Joint Surg **1973**; 55A:1183-7.

- **Bredella MA, Tirman PF, Fritz RC, Feller JF, Wischer TK, Genant HK**. Achados imagiológicos por RM das anomalias do ligamento colateral ulnar lateral em doentes com epicondilite lateral. AJR **1999**;173:1379 - 1382

- **Brin MF**: Toxina botulínica: Química, farmacologia, toxicidade e imunologia. Muscle Nerve 6(suppl): S146-S168, **1997**.

- **Buckup K**: Cotovelo. In: **Buckup K(2004)** editor:Clinical Tests for the Musculoskeletal System Thieme Stuttgart Newyork. P103-114

- **Burnham R, Gregg R, Healy P, et al**. A eficácia do diclofenac tópico para a epicondilite lateral. Clin J Sport Med **1998**; 8:78-81

- **Capener N**. A vulnerabilidade do nervo interósseo posterior do antebraço. J Bone Joint Surg **1966**; 48B:770-3.

- **Chard MD, Cawston TE, Riley GP, Gresham GA, Hazleman BL**. Degenerescência do manguito rotador e epicondilite lateral: um estudo histológico comparativo. Ann Rheum Dis **1994**;53:30 -34

- **Ching CTS, Camilleri I, Connolly P (2005)**: Um dispositivo programável e de baixo custo para fornecimento versátil de corrente em aplicações de iontoforese Sensors and Actuators B 106: 534-540.

- **Connell D, Frank Burke, Peter Coombes, Stephen McNealy, Donna Freeman, David Pryde e Greg Hoy** Exame ecográfico da epicondilite lateral AJR 2001; 176:777-782

- **Costa IA e Dyson A (2007)**: A integração da iontoforese de ácido acético, ortótese e reabilitação física na fasceíte plantar crónica: um estudo de caso. J Can Chirpor Assoc, 51(3):166-174.

- **Crowther MA, Bannister GC, Huma H, et al**. Um estudo prospetivo aleatório para comparar a terapia por ondas de choque extracorporal e a injeção de esteróides para o tratamento do cotovelo de tenista. J Bone Joint Surg **2002**; 84B:678-9.

- **Curdy C, Kalia YN, Guy RH (2002)**: Post-iontophoresis recovery of human skin impedance (Recuperação pós-iontoforese da impedância da pele humana). European Journal of Pharmaceutics and Biopharmaceutics, 53: 15-21.

- **Descatha A , Leclerc A, Chastang JF, et al. (2003)** Medial epicondylitis in occupational settings: prevalence, incidence and associated risk factors. J Occup Environ Med **45**:993-1001.

- **Edelson G, Kunos CA, Vigder F, et al.** Alterações ósseas no epicôndilo lateral de possível significado na síndrome do cotovelo de tenista. J Shoulder Elbow Surg **2001**; 10(2):158-63.

- **Erturk H, Celiker R, Sivri A, et al.** A eficácia de diferentes regimes de tratamento habitualmente utilizados no cotovelo de tenista. J Rheumatol Med Rehab **1997**; 8:298-301.

- **Eygendaal D, Rahussen FG, Diercks R L.** Biomecânica da articulação do cotovelo em jogadores de ténis e relação com a patologia British Journal of Sports Medicine 2007;**41**:820-823

- **Feuerstein M, Huang GD, Haufler AJ, et al.** Desenvolvimento de um ecrã para prever resultados clínicos em doentes com perturbações das extremidades superiores relacionadas com o trabalho. J Occup Environ Med **2000**; 42:749-61.

- **Fischer AN.** Uber die Epicondylus und Styloideusneuralgie, ihre Pathogenese und zweckmabige Therrapic [Epicondilite e nevralgia estiloide: sua patogénese e tratamento]. Langenbecks Arch Klin Chir Ver Dtsch Z Chir **1923**; 125:749-75.

    - **Flatt A E.** Tennis elbow: Uma revisão Proc (Bayl Univ Med Cent). 2008 outubro; 21(4): 400-402.

- **Franke F.** Uber Epicondylitis humeri [Epicondilite lateral do úmero]. Dtsch Med Wochenschr **1910**;36:13-6.

- **Friedman A, Diamond M, Johnston MV, et al**: Effects of botulinum toxin A on upper limb spasticity in children with cerebral palsy. AM J Phys Med Rehabil **2000**; 79:53-59,

- **Gabel GT e Morrey BF (2001):** medial epicondylitis, In: **Morrey BF**: The Elbow and Its Disorders, Philadelphia: W.B. Saunders Company,5th ed, 2001.

- **Jardim RS.** Cotovelo de tenista. J Bone Joint Surg **1961**; 43B:100-6.

- **Gerberich SG & Priest JD.** Tratamento da epicondilite lateral: variáveis relacionadas com a recuperação. Br J Sports Med **1985**; 19:224-7.

- **Goldberg EJ, Abraham E & Siegel I.** O tratamento cirúrgico da epicondilite lateral crónica do úmero através da libertação do extensor comum. Clin Orthop **1988**; 233:208-12.

- **Goldie I.** Epicondilite lateral do úmero (epicondilagia ou cotovelo de tenista). Um estudo patológico. Ata Chir Scand **1964**; 339(Suppl):1-119.

- **Granter R (2007):** Treatments used for musculoskeletal conditions: more choices and more evidence, In: Brunkner P e Khan K (eds), Clinical Sports Medicine, 3rd ed.; Nova Iorque, McGraw-Hill Companies.

- **Gray RG & Gottlieb NL.** Corticosteróides intra-articulares. Uma avaliação actualizada. Clin

Orthop **1983**; 177:235263.

- **Grifka J, Boenke S & Kramer J.** Endoscopic therapy in epicondylitis radialis humeri. Arthroscopy **1995**;11:743-8.

- **Grundberg AB & Dobson JF.** Libertação percutânea da origem do extensor comum para o cotovelo de tenista. Clin Orthop **2000**; 376:137-40.

- **Gudeman SD, Eiscle SA, Heidt RS, Colosimo AJ, Stroupe AL (1998):** Tratamento da fasceíte plantar por iontoforese de 0,4% de dexametasona. Clin J Sport Med, 25: 312-6.

- **Gurney AB e Wascher DC (2008):** Absorção iontoforética de fosfato de sódio de dexametasona no tecido conjuntivo humano utilizando iontoforese. Am J Sports Med, 36: 753-759.

  - **Haahr JP e Andersen JH. (2003)** Physical and psychosocial risk factors for lateral epicondylitis: a population based case-referent study. Occup Environ Med **60**:322-9.

- **Haake M, Boddeker IR, Decker T, et al.** Efeitos secundários da terapia por ondas de choque extracorporais no tratamento do cotovelo de tenista. Arch Orthop Trauma Surg **2002**; 122:222-8.

- **Haake M, Konig IR, Decker T, et al.** Terapia por ondas de choque extracorporais no tratamento da epicondilite lateral. Um ensaio multicêntrico aleatório. J Bone Joint Surg **2002**; 84:1982-91.

- **Haker E & Lundeberg T.** Elbow-band, splintage and steroids in lateral epicondylalgia (tennis elbow). Clínica da Dor **1993**; 6:103-112.

- **Hamann H, Hodges M, Evans B (2006):** Eficácia da iontoforese de medicamentos anti-inflamatórios no tratamento de condições inflamatórias músculo-esqueléticas comuns: uma revisão sistemática. Phys Ther, 11:190-194.

- **Harrington JM, Carter JT, Birrel (1998):** Surveillance case definitions for work related upper limb pain syndrome, Occup Environ Med 1998, 55: 64-71.

  - **Hay EM, Paterson SM, Lewis M, et al.** Pragmatic randomized controlled trial of local corticosteroid injection and naproxen for treatment of lateral epicondylitis of elbow in primary care. Br Med J **1999**; 319:964-968.

- **Hohmann G.** Das wesen und die behandlung des sogenannten tennisellenbogens [A natureza e o tratamento do chamado cotovelo de tenista]. Munch Med Wochnscher **1933**; 80:250-2.

- **Holdsworth LK & Anderson DM.** Eficácia dos ultra-sons utilizados com um meio de acoplamento de hidrocortisona ou um fecho de epicondilite para tratar a epicondilite lateral: um estudo piloto. Physiotherapy **1993**; 79:19-25.

- **Hong Q, Durand M & Loisel P**. Treatment of lateral epicondylitis: Onde estão as provas? Joint Bone Spine **2004**; 71:369-373.

- **Hudak PL, Cole DC & Haines AT**. Compreender o prognóstico para melhorar a reabilitação: o exemplo da dor lateral do cotovelo. Arch Phys Med Rehabil **1996**; 77:586-93.

- **Imhof H, Kainberger F, Breitenseher M, Grampp S, Rand T**, e articulações **Trattnig S**. In: **Reimer P, Parizel PM, Stichnoth FA (Eds.)** Clinical MR Imaging: A Practical Approach.^{2nd} edition. Berlin Springer; **2006**. P. 211-236

- **Jawed S& Allard A S**. Rheumatology2000;**39 :923-924**

- **Kaplan EB**. Tratamento do cotovelo de tenista (epicondilite) por desnervação. J Bone Joint Surg **1959**; 41A:147-51.

- **Karakoc Y, Aydemir EH, Kalkan MT, Unal G (2002)**: Safe control of palmoplantar hyperhidrosis with direct electrical current, Int. J. Dermatol, 41: 602605.

- **Keizer SB, Rutten HP, Pilot P, et al**. Injeção de toxina botulínica versus tratamento cirúrgico para o cotovelo de tenista. Um estudo piloto randomizado. Clin Orthop **2002**;401:125-31.

- **Kesson M & Atkins E**. Orthopaedic medicine: a practical approach. Oxford: Butterworth--- Heinemann,
1998.

- **Klaiman MD, Shrader JA, Danoff JV, et al**. Phonophoresis versus ultrassom no tratamento de condições musculoesqueléticas comuns. Med Sci Sports Exerc **1998**; 30:1349-55.

- **Ko JY, Chen HS & Chen LM**. Tratamento da epicondilite lateral do cotovelo com ondas de choque. Clin Orthop **2001**; 387:60-7.

    - **Kraushaar BS & Nirschl RP**: Tendinose do cotovelo (cotovelo de tenista): Achados clínicos e caraterísticas dos estudos histológicos e imunohistoquímicos e de microscopia eletrónica. J Bone Joint Surg 81A:259-278, **1999**.

- **Kurppa K, Viikari-Juntura E, Kuosma E, et al. (1991)** Incidence of tenosynovitis or peritendinitis and epicondylitis in a meat-processing factory. Scand J Work Environ Health **17**:32-7.

- **Leclerc A, Landre MF, Chastang JF, et al. (2001)** Upperlimb disorders in repetitive work. Scand J Work Environ Health **27**:268-78.

- **Levin D, , Nazarian L N, Theodore T. Miller T T, O'Kane P L, Feld R I, Parker L, e McShane J M, (2005)**; Lateral Epicondylitis of the Elbow: US Findings1Radiology 237:230-234.).

- **Lewit K**. Manuelle Medizin: Im Rahmen der Medizinischen Rehabilitation. Alemanha: Auflage

John Ambrosius Barth; **1977**.

- **Ljung BO, Lieber RL & Friden J**: Patologia do músculo extensor do punho na epicondilite lateral. J Hand Surg 24B: 177-183, **1999**.

- **Low J (2003):** Therapeutic direct current. Em Low J, Reed A e Dyson M (eds.), Electrotherapy explained principles and practice, 2nd ed.; Butterworth Heinemann, Londres.

- **Maffulli N, Regine R, Carrillo F, Capasso G, Minelli S.** Tennis elbow: an ultrasonographic study in tennis players. Br J Sports Med 1990; 24:151 -155

- **Magnusson BM, Cross SE, Winckle G, Roberts MS (2006):** Absorção percutânea de esteróides: determinação da permeabilidade in vitro e caraterísticas do reservatório de tecido em camadas de pele humana. Skin Pharm Physiol, 19: 336-342.

- **Martinoli C, Bianchi S, Giovagnorio F, Pugliese F.** Ultrassom **do** cotovelo. Skeletal Radiol 2001; 30:605-14.

- **McCormack RR Jr, Inman RD, Wells A, et al.** (1990) Prevalence of tendinitis and related disorders of the upper extremity in a manufacturing workforce. J Rheumatol **17**:958-64.

- **McRae R (2004):** O cotovelo, In: Ronald McRae. Clinical orthopedic examination, Londres, Churchill Livingstone, 5ª edição, pp: 75.

- **McVay CB:** Surgical Anatomy, Vol. 2,(6th Ed), Philadelphia: W.B. Saunders Company, 1984

- **Michlovitz SL e Nolan TP (2005):** Modalities for Therapeutic Intervention (Modalidades de Intervenção Terapêutica). 4th ed. Philadelphia, Pa: FA Davis.

- **Miller TT, Shapiro MA, Schultz W, Kalish PE.** Comparação da ultrassonografia e da ressonância magnética para o diagnóstico de epicondilite. J Clin Ultrasound 2002; 30:193-202.

- **Mitragotri S e Kost J (2004):** Sonoforese de baixa frequência. Uma revisão, Adv. Drug Deliv. Rev, 56: 589-601.

- **Molsberger A & Hille E.** The analgesic effect of acupuncture in chronic tennis elbow pin. Br J Rheumatol **1994**; 33:1162-5.

- **Morrey BF:** The Elbow and Its Disorders, Philadelphia: W.B. Saunders Company, 1985

- **Mulligan B** Terapia manual - "NAGS", "SNAG", "MWMS", etc. 3ª ed. Wellington, Nova Zelândia: Plane view services; **1995**:78-88.

- **Narakas AO.** Allongement proximal du 2eme radial et neurolyse du nerf radial dans les epicondylalgies rebelles [alongamento proximal do tendão ECRB e neuralgia do nervo radial na epicondilite crónica]. Schweig Med Wochenschr **1987**; 9(7a):50-2.

- **Newcomer KL, Laskowski ER, Idank DM, et al.** Injeção de corticosteróides no tratamento precoce da epicondilite lateral. Clin J Sport Med **2001**;11:214-22.

- **Ngawhirunpat T, Opanasopit P, Prakongpan S (2004):** Comparação do transporte cutâneo e do metabolismo do nicotinato de etilo em várias espécies. Eur J Pharm Biopharm, 58:

645-651.

- **Nirschl RP, Rodin DM, Ochiai DH, et al.** Administração Iontoforética de fosfato de sódio de dexametasona para epicondilite aguda. Um estudo aleatório, duplamente cego e controlado por placebo. Am J Sports Med **2003**;31(2):189-95

- **Nirschl RP.** Tendinose do cotovelo/cotovelo de tenista. Clin Sports Med **1992**; 11:851-70.

- **Nirschl RP.** Traumatismo muscular e tendinoso: cotovelo de tenista. In: Morrey BF, editor. The elbow and its disorders. 1st edition. Philadelphia: WB Saunders; **2000**. p. 523535.

- **Noteboom T, Cruver R, Keller J, Kellog P, e Nitz A J** Cotovelo de ténis: Uma revisão JOSPT1994. ;19 : 6

- **Oksenberg D, Cuchacovich M, Alamo M, et al.** Comparacion de la eficacia clinica de una inyeccion intraarticular o intralesional de dos preparados de betametasona en pacientes con artrosis o epicondilitis. [Efeitos comparativos das injecções intra-articulares de duas preparações de betametasona em pacientes com osteoartrite ou epicondilite]. Revista Medica De Chile **1998**; 126:623-628.

- **Ono Y, Nakamura R, Shimaoka M, et al. (1998)** Epicondilite entre cozinheiras de infantários. Occup Environ Med **55**:172-9.

- **Organ SW, Nirschl RP, Kraushaar BS, et al.** Cirurgia de salvamento para o cotovelo de tenista lateral. Am J Sports Med **1997**; 25(6):746-50.

- **Park GY, Lee SM, Lee MY (2008):** Valor diagnóstico da ultrassonografia para epicondilite medial clínica, Arch Phys Med Rehabil. 2008 Abr; 89(4):738-42.

- **Paungmali A, O'Leary S, Vicenzino B, et al.** Efeitos hipoalgésicos e simpatoexcitatórios da mobilização com movimento para a epicondilalgia lateral. Physical Therapy. Volume 83. **2003**; 4:374-383.

- **Piligian G, Herbert R, Hearns M, et al. (2000)** Evaluation and management of chronic work-related musculoskeletal disorders of the distal upper extremity. Am J Ind Med **37**:75-93.

- **Plancher KD, Halbrecht J, Lourie GM (1996):** Medial and lateral epicondylitis in the athlete, Clin Sports Med 1996, 15:283-305.

- **Pociask FD, Galloway K, Fleck TM (2006):** Iontoforese, ultrassom, fonoforese e terapia com laser. In: Placzek JD e Boyce DA (eds.), Orthopedic physical therapy secrets, 2nd ed.; Elsivier Inc. Filadélfia

- **Pomerance J.** Análise radiográfica da epicondilite lateral. J Shoulder Elbow Surg **2002**; 11(2):156-7.

- **Price R, Sinclair H, Heinrich I, et al.** Local injection treatment of tennis elbow: hydrocortisone, triamcinolone and lignocaine compared. Br J Rheumatol **1991**; 30:39-44.

- **Raiman J, Koljonen M, Huikko K, Kostiainen R, Hirvonen J (2004):** Delivery and stability of LHRH and Nafarelin in human skin: the effect of constant/pulsed iontophoresis, Eur. J. Pharm. Sci, 21: 371-377.

- **Regan W, Wold LE, Coonrad R, Morrey BF.** Histopatologia microscópica da epicondilite lateral crónica refractária. Am J Sports Med **1992**;20:746 -749

- **Roles NC & Maudsley RH.** Síndrome do túnel radial: cotovelo de tenista resistente como uma compressão do nervo. J Bone Joint Surg **1972**; 54B:499-509.

- **Rosenberg BM, e Loebenberg MI (2007):** Elbow arthroscopy, Bulletin of the NYH Hospital for joint diseases 2007:65(1):43-50.

- **Rosenberg N & Henderson I.** Tratamento cirúrgico da epicondilite lateral resistente. Estudo de seguimento de 19 pacientes após excisão, libertação e reparação da origem do extensor comum proximal. Arch Orthop Trauma Surg **2002**; 122:514-7.

- **Saleh Y, Naser M E, Zamzam M L, Shaker N A (2005)** : Manipulative Therapy in the Management of Lateral Epicondylitis (Terapia Manipulativa no Tratamento da Epicondilite Lateral). Departamento de Medicina Física, Reumatologia e Reabilitação, Faculdade de Medicina, Universidade de Ain-Shams.

- **Saunders S, Longworth S, Maddison P (2006):** Injection techniques on orthopaedic and sports medicine (Técnicas de injeção em medicina ortopédica e desportiva). 3rd ed.; Churchill Livingstone, Filadélfia.

- **Savoie III FH.** Tratamento da epicondilite lateral com libertação percutânea. Técnicas em Cirurgia do Ombro e Cotovelo **2001**; 2:243-6.

- **Shiri R, Viikari-Juntura E, Varonen H e Heliovaara M.** Prevalence and Determinants of Lateral and Medial Epicondylitis: Um estudo populacional

  American Journal of Epidemiology 2006 164(11):1065.

- **Simunovic Z, Trobonjaca T & Trobonjaca Z.** Treatment of medial and lateral epicondylitis---tennis and golffer's elbow---with low level laser therapy: a multicenter double blind, placebo-controlled clinical study on 324 patients. J Clin Laser Med Surg **1998**;16:145-51

- **Smidt N, van der Windt DA, Assendelft WJ, et al.** Reprodutibilidade interobservadores da avaliação da gravidade das queixas, da força de preensão e do limiar de dor por pressão em doentes com epicondilite lateral. Arch Phys Med Rehabil **2002**; 83:1145-50.

- **Solveborn A, Buch F, Mjallmin H, et al.** Injeção de cortisona com aditivo anestésico para epicondilagia radial (cotovelo de tenista). Clin Orthop **1995**; 316:99-105.

- **Spencer GE & Herndon CH**. Tratamento cirúrgico da epicondilite. J Bone Joint Surg 1953; 35A:421-4.

- **Stasinopoulos D & Johnson M**. Cyriax physiotherapy for tennis elbow/lateral epicondylitis. Br J Sports Med 2004; 38:675-677.

- **Struijs P, Damen P, Bakker E, et al.** Manipulação do pulso para o tratamento da epicondilite lateral: A

  estudo piloto randomizado. Fisioterapia. Volume 83. Número 7. julho de 2003:608-616.

- **Suresh S P, Ali K E, e Jones H, Connell D A** Medial epicondylitis: is ultrasound guided autologous blood injection an effective treatment? British Journal of Sports Medicine 2006; 40:935-939.

- **Tavernier L**. Epicondylite tenace guerie par enervation sensitive regionale [Epicondilite crónica tratada por desnervação regional]. Revue d'Orthopedie 1946; 32:61-2.

- **Vangness CT e Jobe FW** Tratamento cirúrgico da epicondilite medial. J bone&joint cirurg .1991; 73:3

- **Verhaar JA, Walenkamp GH, van Mameren H, et al.** Local corticosteroid injection versus Cyriax-type physiotherapy for tennis elbow. J Bone Joint Surg 1996;78:128-32.

- **Verhaar JA.** (1994) Tennis elbow. Aspectos anatómicos, epidemiológicos e terapêuticos. Int Orthop 18:263-7.

- **Vicenzino B, Paungmali A, Buratowski S, et al.** O tratamento com terapia manipulativa específica para a epicondilalgia lateral crónica produz uma hipoalgesia caraterística única. Man Ther. 2001; 6:205-212.

- **Viikari-Juntura E, Kurppa K, Kuosma E, et al. (1991)** Prevalência de epicondilite e dor de cotovelo na indústria de transformação de carne. Scand J Work Environ Health 17:38-45.

- **Viscusi ER e Witkowski TA (2005):** Iontophoresis: The process behind noninvasive drug delivery regional anesthesia and pain medicine, 30(3): 292-294.

- **Wadsworth TC:** Cotovelo de tenista: Tratamento conservador, cirúrgico e manipulativo. Br Med 1 294:621623,1987

- **Walker-Bone K, Palmer KT, Reading I, et al. (2004)** Prevalência e impacto das perturbações músculo-esqueléticas do membro superior na população em geral. Arthritis Rheum 51:642-51.

- **Walther M, Kirschner S, Koenig A, et al.** Avaliação biomecânica de aparelhos utilizados para o tratamento da epicondilite. J Shoulder Elbow Surg 2002; 11:265-70.

- **Wang Y, Thakur R, Fan Q, Michniak B (2005):** Transdermal iontophoresis: combination strategies to improve transdermal iontophoretic drug delivery. European Journal of Pharmaceutics and Biopharmaceutics, 60: 179-191.

- **Werner RA, Franzblau A, Gell N, et al. (2005)** A longitudinal study of industrial and clerical workers: predictors of upper extremity tendonitis. J Occup Rehabil 15:37-46.

- **Wilhelm A & Gieseler H.** Die Behandlung der Epicondylitis humeri radialis durch denervation [Tratamento da epicondilite do úmero radial por denervação]. Chirurg **1962**; 33:118-22.

- **Wilhelm A.** Die Behandlung der epicondylitis humeri radialis durch dekompression des N. radialis [Tratamento da epicondilite do úmero radial por descompressão do nervo radial]. Handchirurgie **1977**; 9:185-6.

- **Wilhelm A.** Therapieresistente epicondylitis humeri radialis und denervations operation [Epicondilite resistente à terapia e cirurgia de denervação]. Beitr Orthop Traumatol **1989**; 1:25-34.

- **Wright A & Sluka K.** Nonpharmacological treatments for musculoskeletal pain (tratamentos não farmacológicos para a dor músculo-esquelética). Clin J Pain **2001**; 17:33-46.

- **Yates DA.** Utilização de injecções locais de esteróides. Br Med J **1977**; 19:495-496.

- **Zaid A W, Dhar S A, Butt MF, Rather YH, e Sheikh S.** Duloxetine in treatment of refractory chronic tennis elbow: Dois relatos de casos. J Med Case Reports. 2008; 2: 305

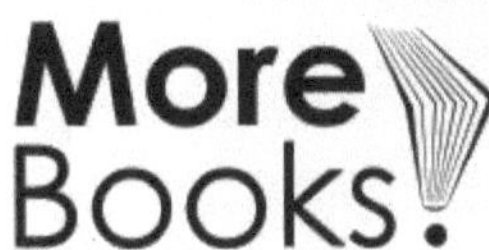
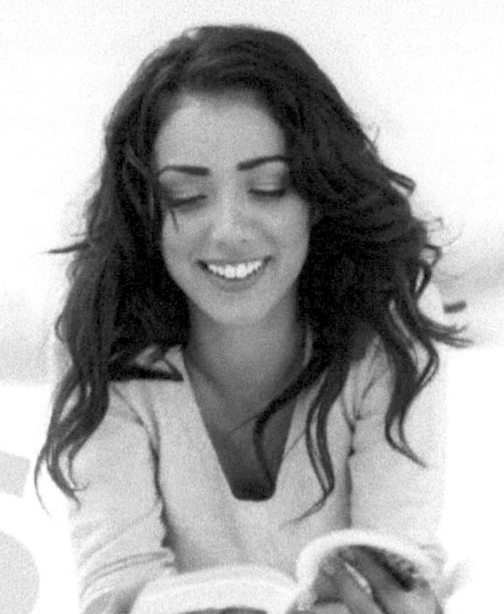

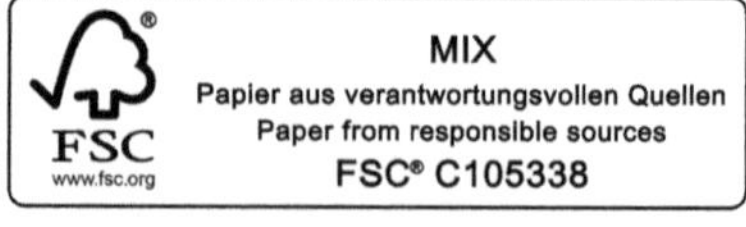

Printed by Books on Demand GmbH, Norderstedt / Germany